JN334797

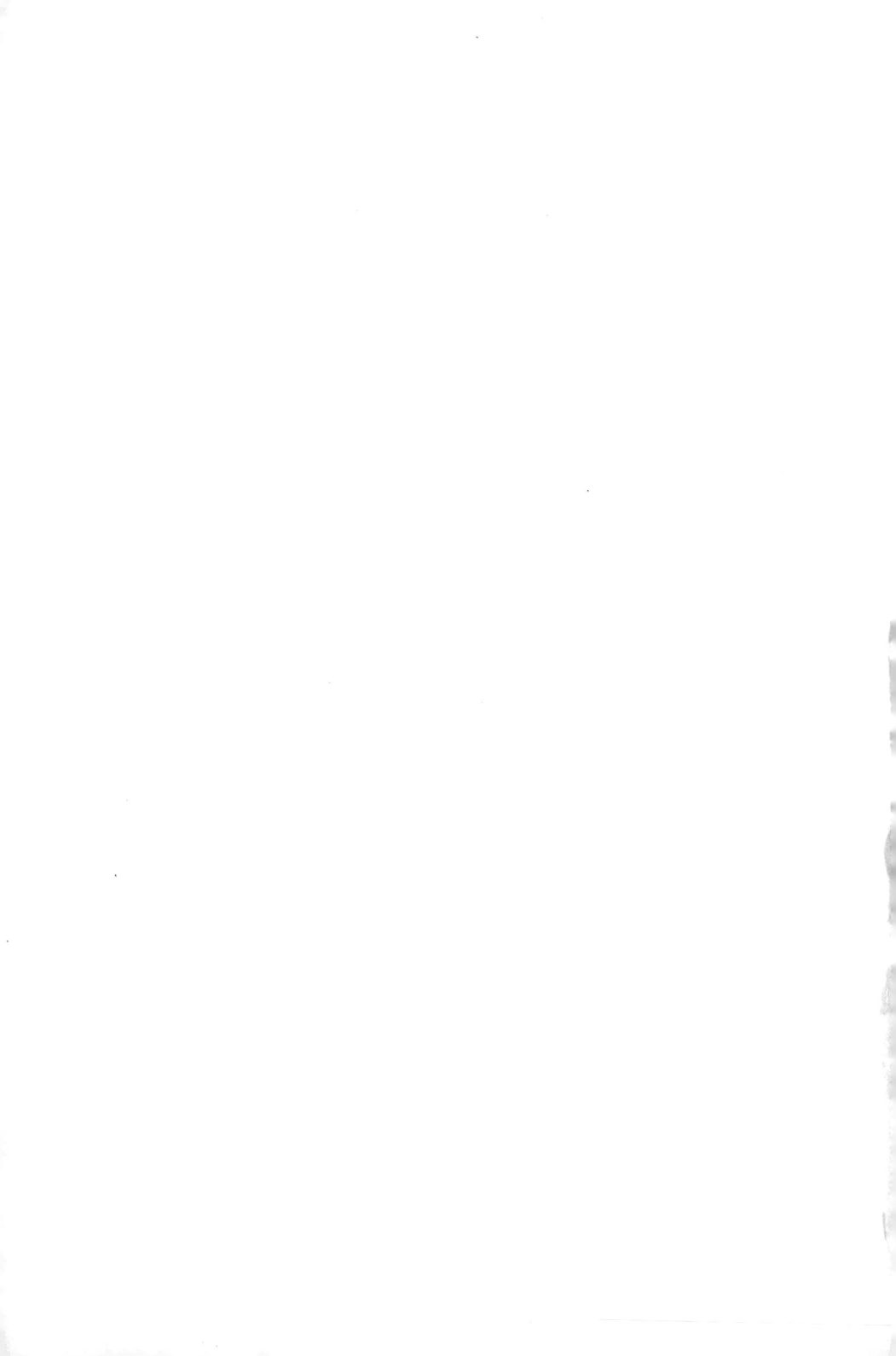

ナースのための
OJT
On the Job Training
その理論と実践

葛田 一雄／諏訪免 典子［共著］

経営書院

まえがき

　OJT とは、Onthejob Training（実地訓練）であるから、実践してこそ意義がある。訓練ではあるが、OJT リーダーは、ツールやメソッドだけを習得させることなく、生き方や働き方を教示しなければならない。そこで、まずは看護職である前に、1人の人間として何をなすべきか、人間として必要な素養を教えなければならない。人間は決して暴力をふるってはならない。人間は嘘をついてはいけない。人間は隠しだてをしてはいけない。人間は人のものを無断で使ってはならない。この4つは人間がしてはならない4大禁忌である。

　人間の素養を教えたうえで、能力を習得するために必要となる3つのことを教えの対象にする。人間は道具を使うことができる。人間は考えることができる。人間は仲間とともに目的を達成することができる。これが、能力を履修させるために必要となる要諦である。

　OJT リーダーはフォロワーが実地で有効な訓練をしているかも検分しなければならない。看護の仕事はリーダーとフォロワーが同じ時間、同じ空間にいるとはかぎらない。

　そこで、下見分、見聞および見分を検分に組み込むことが必要になる。下見分とはフォロワーが行う仕事を事前に確認しておくことをいう。見聞とは見たり聞いたりすることをいう。フォロワーの仕事振りを記録し、例えば撮影しておき、フォロワーと一緒に振り返る。見分は、実況見分という用語があるように、後で再現させるのである。

　本書は、ナースの OJT について、理論と実践をまとめたものであるが、リーダーもフォロワーも、ともにナースであることに着目し、

3つのことを訴求した。1つめは、ナースの社会的役割およびチームにおける役割である。2つめは、リーダーとフォロワーが、さながらナースと患者が向き合い寄り添うごとく、向き合い、寄り添い、ともに成長していくことがOJTの肝と心である。そして3つめは、OJTリーダーが、ときには立場変容をして、もし私がフォロワーだったらという立場からOJTを考え、振り返り、不具合やつもり違いを明らかにする。

この3つの訴求はリーダーとしての役割認知と役割行動に関わるものであり、リーダーになることの意義を示したものである。

つまり、本書は、教えることは学ぶことであるという見識に基づいて、OJTリーダーの成すべきことを体系的かつ実践的に記述したものである。

著者

目次

まえがき ……………………………………………………………… i

第1部 ナースのOJT　　　　　　　　　　　　　　　　1
葛田一雄

1. 成長の連鎖 …………………………………… 2
2. 学習意欲喚起 ………………………………… 10
3. 看護行為と認知技能（能力）………………… 18
4. 働くこと＆学ぶこと ………………………… 25
5. ナースの臨床＆実践力強化 ………………… 31
6. OJT力強化 …………………………………… 39
7. ロールモデル ………………………………… 47
8. 職場ぐるみOJT実践 ………………………… 55
9. OJT、スーパービジョンおよびプリセプターシップの違い ……………… 62
10. OJT＆チームビルディング ………………… 73
11. OJT＆評価 …………………………………… 83
12. 看護継続教育の一環がOJTである …… 94

第2部　実践　看護部で取り組むOJT　111

諏訪免典子

- 1　ナースの看護実践能力を把握する …… 112
- 2　ロールモデル ………………………… 116
- 3　読ませる、話をさせる、書かせる …… 121
- 4　権限の委譲 …………………………… 125
- 5　業務の割り当て ……………………… 129
- 6　傾聴力を高める ……………………… 131
- 7　看護実践を果たすためのスキルを教示する ………………………………… 138
- 8　フォロワーのスキル診断のための看護基礎技術診断表 …………………… 144
- 9　OJT面談 ……………………………… 161
- 10　OJTリーダーが理解しておきたい育成用語 ……………………………… 164

あとがき …………………………………………………………………………… 167

第1部

ナースのOJT

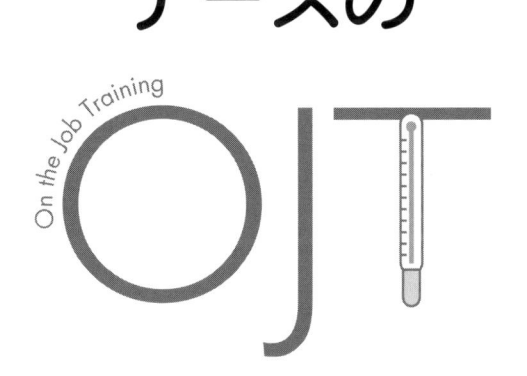

On the Job Training

葛田一雄

OJT
On the Job Training

1 成長の連鎖

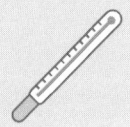

　人間は道具を使うことができる。技術を体得する。人間は考えることができる。知識を獲得する。人間は仲間と共に目的を達成することができる。組織の一員として行動する。人間は教えることができるし、人間は学ぶことができる。OJT 行動ができる（**図表 1**）。

　看護師である OJT リーダー（以下、リーダー）と看護師の OJT フォロワー（以下、フォロワー）は、共感し、協働することができる。それは、「ナース」として心と力を合わせ、看護に当たることでもある。リーダーもフォロワーも互いにナースを職業として選択した。双

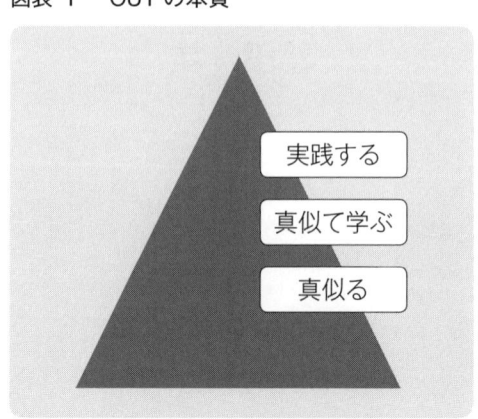

図表 1　OJT の本質

- 実践する
- 真似て学ぶ
- 真似る

方とも、ナースとして共にさらなる専門的な能力を開発していく責務がある（図表２）。

図表２　リーダー＆フォロワーの役割

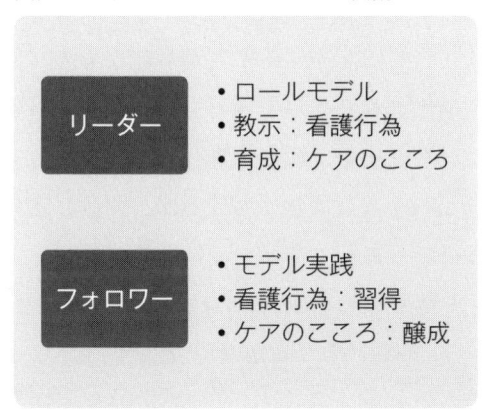

リーダー
・ロールモデル
・教示：看護行為
・育成：ケアのこころ

フォロワー
・モデル実践
・看護行為：習得
・ケアのこころ：醸成

1 能力の開発

　能力には、潜在能力および顕在能力がある。潜在能力は、保有能力ともいい、知識、技術および意欲から成り立っている。顕在能力は発揮能力であり、行動として顕在化したものである。

(1) 知識

　知識とは、認識によって得られた成果や物事について抱いている考えをいう。知識は主に認識によって得られた「成果」を意味するが、認識は成果のみならず、対象を把握するに至る「作用」を含む。知識獲得には、知覚、記憶、経験、コミュニケーション、連想、推論といった複雑な認識過程が関係する。

　表象化された知識を宣言的知識、行動的な知識を手続き的知識とい

う場合がある。宣言的知識は、看護論などに関する知見である。手続き的知識は、検温計や血圧計など看護に必要な器具や機材を使うための知見である。

　知識は、形式あるいは伝達方法の違いから形式知と暗黙知に分類される。形式知は宣言的に記述することが可能なもの、例えば、看護手順などマニュアル化することができるものである。暗黙知は、宣言的に記述することが不可能か、極めて難しい知見のことである。

　例えば、利口という言葉は誰でも分かるが、明確に定義することはできない。生まれながらにして備わっている知識を「アプリオリな知識（先天的知識）」、誕生後に社会生活などをとおして獲得する知識を「アポステリオリな知識（後天的知識）」と分類することもある。

　読み書きができる知識（識字力）、一般常識など社会人に求められる知識（世間知）および看護実践に必要となる専門的知識（実践知）などは後天的知識である。

(2) 技術

　技術は、目的を達成するために用いられる手段や手法のことである。技術者のことをエンジニアという。エンジニアリングとは、自然界の現象を人間が手段として利用するため、道具や体系をつくる過程における設計や構築の方法をいう。産業革命時代のイギリスにおいては、蒸気機関を指した言葉であり、蒸気機関を製作、操作、修繕および維持改良する者をエンジニアといった。

　先人の編み出した技術は修業や模倣により伝承される。技術の必要を満たすために道具が開発され、新たな道具の出現により技術が進歩してきた。技術には技能や技の意味も含まれていて対人的および専門的なものがある。対人的技術は、認知技能、意思伝達技術である。専

門的技術は、看護実践あるいは看護行為に求められる技術である。

(3) 意欲

進んで何かをしようと思うことを意欲という。心の働きも意欲である。意欲の源になる「動機」のことをモチベーションという。看護師になったことに満足するのではなく、さらに、そこから「質の高い看護実践をしたい」という意欲が芽生える。この源流になっているのは「人の役に立ちたい」、「社会に貢献したい」という思いである。

(4) 行動

看護実践は行動であり、行為である。行動は、活動や行いを指す。類似した用語に行為がある。行為は意図や目的を有する人間の活動を指すのに対し、行動は無意識の活動も含む、より幅広い概念である。

2 成長の連鎖とは

リーダーには、教えることは学ぶことという強い自覚が必要になる。フォロワーはリーダーの教えを真摯に受け止め、リーダーをロールモデルにしなければならない。

OJTには、両面性がある。

1つは、リーダーがフォロワーの成長を促進することである。その一方で、リーダーがフォロワーの成長をわがこととして受け入れて、リーダー自身の成長を促進することである。つまり、OJTには、成長の連鎖が伴う。リーダーとフォロワーが互いに成長していくという連鎖性である。

また、成長の手順からみた連鎖もある。能力の向上のための連鎖で

ある。①意欲喚起、②知識習得、③看護行為体得、④臨地実践、⑤成長度確認の連鎖、この流れは成長の連鎖である。

　成長の連鎖にとって、要点になるのは、能力開発の目標設定、目標到達行動および確認行動である。

(1) 能力開発の目標設定

　目標設定のポイントは3つある。1つめは「何を」、2つめは「いつまでに」、3つめは「どの高さまで」、である。

　何を目標とするのか。最も重要なことは、「看護職である前に1人の人間であれ」である。フォロワーである看護師に人間として必要な素養を身につけさせなければならない。人間として必要な素養を身につけたうえでなければ看護実践に必要な能力を教えてはならない。

　人間は決して暴力をふるってはならない。人間は嘘をついてはいけない。人間は隠しだてをしてはいけない。人間は人のものを無断で使ってはならない。

　この4つは人間として、してはならない4大禁忌である。

(2) 目標到達行動

　目標到達行動とは、どのように行動するのかである。リーダーはフォロワーに、どの場面で、どのようなものを使い、どのように教えるのかを明確にする必要がある。

(3) 確認行動

　確認行動とは途中の点検および到達時の出来栄えを確認して評価することである。

3 OJT行動

リーダーの行動は6つに手順化することができる。

それは、①フォロワーに対して、②主として職場で、③仕事を通じて、④意図的、計画的、継続的にかかわり、⑤仕事に必要な能力を、⑥確実に習得させる、の6つの手順である。

(1) トレーニングする

OJTは観念や概念に価値があるのではない。OJTは実践してこそ意義がある。OJTとは、オン・ザ・ジョブ・トレーニングの頭文字であり、実地訓練である。実地とは臨床ということである。臨床で知り得た知識を臨床知という。看護実践で得た知識を実践知という。リーダーはフォロワーに看護に必要な知識を理解させなければならない。時に、実地で試験をすることも必要である。実地で器具や設備などの名称や使い方を試験する。知識項目は知っているか、知らないか、理解度を確かめる。手技（看護行為）はできるかできないかを実地で確かめる。

OJTは、事を行わせて習熟させることであり、目標に到達させるための訓練である。訓練とは事を行って習熟させることをいう。訓練によって一定の水準、目標に到達させるのである。

(2) ケアする

リーダーは、フォロワーに対してもケアが求められる。ケアとは、注意を払い、気を使うことが本義であり、注意、用心、努力、世話、保護、そして看護を意味する。

1　成長の連鎖

リーダーはケアの専門家でなければならない。ケアの本義に反する行動をしていたらOJTの効果は上がらない。ケアの本義は、「変わる、挑戦、好機」を生み出すことができるが、ケアの本義に反する行動は危機、悪賢さ、冷酷さを生じさせるだけである。

(3) 検分する

リーダーはフォロワーが実地の体験をしているかを検分しなければならない。いついかなるときもリーダーとフォロワーが同じ空間にいることはできない。そこで、検分には、下見分、見聞および見分を組み込むことが必要になる。

下見分とはフォロワーが行う仕事を事前に確認しておくことをいう。見聞とは、例えば、フォロワーの仕事振りを撮影して記録しておき、フォロワーと一緒に見て振り返る、フォロワーと一緒に業務をした人物から聞き出す、といったものである。見分は実況見分という用語があるが、あとで再現させるのである。

(4) 自覚させる

リーダーはフォロワーに自覚を促さなければならない。フォロワーの「OJT4つの自覚」である。1つめは、指導や指示を受ける。2つめは、指導や指示の中身を理解する。3つめは、指導や指示どおりに行動する。4つめは、報告し、連絡し、相談する。

リーダーとフォロワーには、成長の連鎖という架け橋が架かっている。それは、リーダーもフォロワーもナースになった日に3つの約束をしているからである。3つとは、最新の知識を学び続けなければならない、安全で効果的な技を習得し続けなければならない、そして、時に自らを省みなければならない、というものであり、これが成長の

連鎖へとつながるのである。

OJT
On the Job Training

2 学習意欲喚起

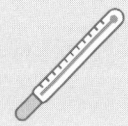

　教えを受けて習うことを学ぶという。学ぶは、「まねぶ」とも読み、真似（まね）と同源である。真似て習うことが学ぶであるが、OJTの本質は、この学（まね）びにある。真似て習うことがOJTの基盤である。リーダーはフォロワーに真似をさせるロールモデルでなければならない。フォロワーはリーダーの真似をしなければならないし、教えを受けて、技を習わなければならない。

　学習とは、過去の経験の上に立って、新しい知識や技術を習得することである。学習意欲を喚起しつつ、学習の目的を達成するための活動がOJTである。学び習いたいと思う気持ちを駆り立てる、このことを学習意欲の喚起という。リーダーはフォロワーの学習意欲を喚起する必要がある。

1 ATS活動を推進する

　学習意欲を喚起するための方策の1つがATS活動である。Agency（手段、媒介）、Type（模範、典型）、Situation（状態、場面）、それぞれの頭文字からATSという。

(1) Agency（手段）

目的を達成するための具体的なやり方や手立てを手段という。
①目的を明確化する
②目標値を設定する
③具体的なやり方や手立てを決める

(2) Agency（媒介）

媒介とは、双方の間に立って取り持つことである。双方とは、一方は看護管理者であり、他方はフォロワーである。
①看護管理者の期待値を知る
キャリアラダーなどレベル化したものも期待値である。
②フォロワーの現有能力を把握する
知識は対話や試験によって把握する。技術はロールプレイングをしてみたり、帯同し現認したりして現有能力を知る。

(3) Type（模範）

OJTリーダーは手本を示すロールモデルでなければならない。見習うべき手本を模範あるいは軌範という。

(4) Type（典型）

特徴を最もよく表しているものを典型という。看護理念、看護基準、看護実践マニュアル、臨床マニュアル、そして、OJTマニュアルなどが典型となる。

(5) Situation（状態）

職場のありさまや様子を認識する。OJTはリーダーとフォロワー

の関係性が問われがちであるが、職場ぐるみのテーマが OJT である。OJT をリーダーとフォロワーに任せきりの職場では、形だけの OJT になることは目に見えている。

　前記の Agency と Type を職場全体が共有することができるか、共有するために何をするのかが効果的な OJT 推進の課題といってよい。

(6) Situation（場面）

　個々の行為を成り立たせている環境や状況を把握する必要がある。リーダーとフォロワーは二人三脚という言い方をすることもあるが、それは精神論である。看護実践の場にいつもリーダーとフォロワーが一緒にいるということは現実的にはない。リーダーではない先輩看護師が教えることになると教え方がリーダーと異なることになりかねない。そうならないために、OJT マニュアルはリーダーとフォロワー間だけのマニュアルではなく、職場全体のマニュアルとして機能させる必要がある。

2　意思決定を促し行為をさせる

　リーダーが学習意欲を喚起しても、フォロワーがその気にならないようでは空回りである。リーダーが学習意欲を喚起するということは、フォロワーが何をどうするか、どのように行動するのか、意思決定行動を促進することである。

　人間の活動は意思決定と行為から成り立っている。業務を実践する場合も意思決定と行為が必要となる。定められた基準に従って意思決定する場合と、定められた基準そのものを調整して意思決定する場合がある。OJT の意思決定活動には、意思決定者のレベルの統一を図

る必要がある。レベルの統一を図るためには、看護業務に関するプロトコールが必要である。プロトコールとは、定められた規約をいい、情報伝達、看護手順およびミスの検出などを行うために必要となるものである（図表3）。

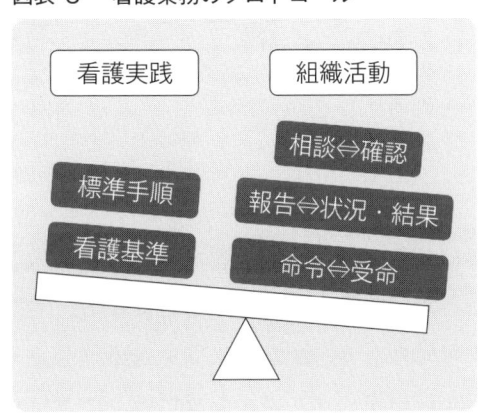

図表3　看護業務のプロトコール

(1) 看護実践のための標準手順

標準手順の主たるものは看護基準書および看護手順書である。標準手順がないと仕事の結果はまちまちになり、看護品質や時間管理などがバラバラになりかねない。看護基準書および看護手順書のほかに、標準手順としてのプロトコールとはどのようなものがあるだろうか。担当する看護業務によっても若干の相違があるが、図表4のようなものがある。

(2) 指示や命令と報告の原則

看護業務のプロトコールには指示、命令および報告の原則が含まれる。OJTとは、職場で業務を通じて成長を促す仕組みであるから、

図表 4　看護業務のプロトコール（例）

- 安全を確保するための約束事
- 院内感染防止のためのルール
- 安全・安心に業務ができる手引書
- 業務を合理的に行うためのマニュアル
- 安楽を提供するためのマニュアル
- 看護実践のチャートやフロー図
- 標準手順どおり行うための解説書
- 事故を防止するための解説書
- 患者サービス行動手順やクレーム対応手引書

　フォロワーの学びは教室における学習ではなく、臨床の現場で現実の業務を待ったなしで実践しながら学ぶことになる。看護業務は、人形を使った予行演習ではなく、生身の人間を対象とした本番である。身勝手な行動や曖昧な根拠のまま看護業務に就くことは許されない。

　本番、本物である現実の看護業務には指示、命令および報告の原則がつきものである。指示とは、指図することである。命令とは、上司が職務に関し部下の職員に命じることであり、一般に職務命令という。上司の指示や命令に部下が従わないとしたら、もはや組織ではない。報告とは、ある任務を与えられた者が、その遂行の状況や結果について指示者に対して述べることである。

①指示・命令時のリーダーの役割

　リーダーは、フォロワーに受命の仕方と報告の仕方を教えなければならない。受命とは、指示や命令を受けることであるが、思い違いあるいはつもり違いがあってはならない。そこで、リーダーには2つの確認作業が必要になる。1つは、指示や命令を復唱させ、正確に受け止めているのか確認しなければならない。2つは、正確に受け止めて

いるとしても、指示や命令によって何をなすべきかが判然としていないかもしれないので、なすべき行為、つまり任務を語らせるなどして確認しなければならない。

②報告時のリーダーの役割

報告のポイントは2つある。1つめは、指示や命令どおりに任務を遂行したかの結果の報告である。2つめは、任務を遂行した過程における報告である。この2つの報告のうち、2つめの報告も疎かにさせてはならない。障害や困難な状況にどう対応したかがフォロワーの成長に影響を及ぼすことになるからである。

報告を通じて、リーダーは、記録をとる大切さは当然のこととして、相談と確認の必要性を教示することも忘れてはならない。

3 フォロワーの行動を評価し措置する

厄介なことに看護業務のプロトコールは一度設定すれば事足りるということにはならない。標準手順どおりに行ったがミスやニアミスが出た。標準手順どおりに行わなかったためにミスが出た。標準手順どおりに行わなかったがうまくいった。こうした事例が起こり得るからである。

リーダーはフォロワーの行動をプロトコールと対比し、評価する。手順どおりに実践した場合は、手順どおり行ったことと成果を出したことを褒める。不具合が生じている場合には措置し、対応しなければならない。措置と対応は次のとおりである。

(1) **標準どおりに行わなかったためにミスが生じた**

逸脱行為に対する対応である。当面の処理がある。それは、リー

ダーはフォロワーに何がミスなのかを認識させ、ミスの対応の仕方を教示することである。そのうえで、フォロワーが行った手順を時系列で洗い出し、不具合な箇所を指摘して、状況に応じて叱らなければならない。

　まずは、看護実践のための標準手順（手順書）があることを知っていたのか確認する。知っていた場合は、逸脱行為が重大事故につながることを認識させる。手順書の重要性を説き、十分に理解させる。知らなかった場合は、手順書をもとに再度学習させる。そして、職場ぐるみでミスの要因や対応などに関するカンファレンスを実施する。カンファレンスの目的は職場全員で手順書の重要性を共有することである。

(2) 標準どおりに行ったがミスが生じた

　ミスに対する当面の処置をする。そのうえで、ミスを分析して原因は何かを考える。ミスの内容を点検し評価することによって標準手順の良し悪しが見えてくる。多くの場合、標準手順が現状と合致していないことが要因であるが、標準手順の内容が誤解や違った解釈ができるからかもしれない。正確に実践できるように標準手順の修正を行う。

(3) 標準どおり行わなかったが業務はうまくいった

　これは、厄介である。この事実を放置したらフォロワーは自己流を誇り、手順書どおりに業務を行わなくなるきっかけをつくりかねない。しかし、頭ごなしに叱ったら、創意工夫の意欲を喪失する。

　リーダーはフォロワーになぜ標準どおりに実施しなかったのか確認する。標準手順があることを知っていたのかをフォロワーに問いかけるのである。知っていた場合は、手順の重要性を認識させ手順どおり

行うように指導する。知らなかった場合は、標準手順に従って再教育する。そのうえで、標準手順の内容とフォロワーが実践した内容を比較、分析し、改善に値することについては、職場ぐるみで改善活動を展開し、改善成果を標準手順に組み込む（**図表5**）。

　フォロワーの行動を評価する意図は、フォロワーが正しい学びを得ているのかを点検し、成長を促進することにある。その一方で、フォロワーの行動を通じて、看護業務のプロトコールの不具合やミスが生じる要因を発見することになる。つまりは、OJTは職場ぐるみの組織的活動なのである。

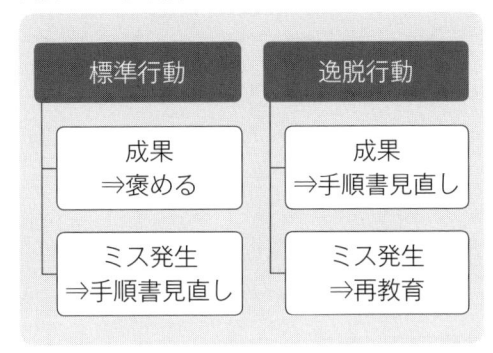

図表5　手順書＆フォロワー行動

標準行動	逸脱行動
成果⇒褒める	成果⇒手順書見直し
ミス発生⇒手順書見直し	ミス発生⇒再教育

3 看護行為と認知技能（能力）

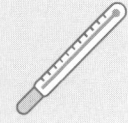

　リーダーには、フォロワーに看護行為および認知技能を習得させる役割がある。そのうえで、フォロワーの成長を看護組織の活性化につなげていかなければならない。看護行為と認知技能はリーダーがフォロワーに教示する主たる専門能力である。

1 看護行為

　看護職者の看護実践行為を看護行為といい、看護に関する知見および手技を基本として6つの領域からなる。
領域1：観察・モニタリング
　　2：基本的生活行動の援助
　　3：身体機能への直接的働きかけ
　　4：情動・認知・行動への働きかけ
　　5：環境への働きかけ
　　6：医療処置の実施・管理
　看護行為には看護理論など看護に対する知見も組み込まれているが、かつて手技といっていたことからも分かるとおり、主として看護実践に必要な技術である。技術の中核をなすものが手当である。手当とは

準備、手段のことでもあるが、処置である。処置する実践能力がないとしたら、たとえ看護知識があっても看護師とはいえない。

　看護師免許の授与は、看護師としてスタート台につく資格を得たことを意味している。看護実践能力は看護業務をとおして修得するものである。リーダーの主要な役割の１つが、看護行為を教えて身につけさせることである。そこで、ケラー（アメリカの教育工学者）のモデル「ARCS」（**図表６**）を参考にできないだろうか。リーダーとフォロワーの関係性、特にリーダーのとるべき行動について示唆している。注意を与え世話をする（Attention）。関連性や適合性を教える（Relevance）。証拠に基づく信頼性を高めさせて自信をつけさせる（Confidence）。喜びあるいは満足感を形成させる（Satisfaction）。

図表６　ケラーのモデル「ARCS」

	単語	リーダーの役割	フォロワーの意識
A	Attention	注意を与え世話する	興味と関心を抱き探究心を持つ
R	Relevance	関連性や適合性を教える	学習目標に親しみを持つ
C	Confidence	証拠に基づく信頼性を高めさせ自信を持たせる	ゴールを認識しできそうだと思う
S	Satisfaction	喜びや満足感を形成させる	やってよかった、また、やろう

2　認知能力とやる気を育む

　認知能力とは、色、形、大小関係、数、文字などが理解でき、使うことができるスキルである。自分の思考や行動そのものを対象化して認識することにより、自分自身の認知行動を把握することができる能

力をいう。自分の認知行動を正しく知るうえで必要な心理的能力である。リーダーは、フォロワーの3つの認知能力を高めなければならない。知っているということを知っていると認める。事象について知って、知識とする。理解していることを理解していると認識する。

やる気には、結果期待と効力期待がある（バンデューラ：カナダの心理学者）。結果期待とは、自分の行動がある結果をもたらすこと、効力期待とは、行動を上手に行うことである。知覚された効力期待を自己効力という。

やる気は、自分自身に状況を変える力があるという認知なくして生じないし、主体的に行動していると認知できるときに高まるのである。そこで、オリジンとポーンである。オリジンとは自分が行動する源泉は自分であることをいい、ポーンは誰かから動機づけられていると感じていることである。

やる気を高めるために4つの認知能力が必要になる。①自己認知（自分でやってみることで認知できる）、②他者認知（他人の振り見てわが身を知る。他者が行ったことを認知する）、③説得的認知（説得によって認知する）、④生理的認知（緊張したときに得られる認知である）。

3 成果につなげる

フォロワーの学習の成果を高めるためには成果につなげる要因がある。学習がうまくいかない原因を相手のせいにしていたら、成果はたかが知れている。学習の成果につなげる阻害要因を外部に求めるより、自己の意識や行動にあると受け止めさせることもリーダーの役割である。うまくいったときに自分が努力したからと考えるのはまだよい。

しかし、不具合の要因は自分ではなく相手側にあると考えるようでは、批判一辺倒の他責型人間になりかねない。

そこで、リーダーがフォロワーになすべきことがある。それは、職場における自己の存在を認知させることである。そのためにリーダーは、フォロワーの利用価値を対象にするのではなく、フォロワーの存在価値に焦点を当てた育成が求められる。

リーダーは、フォロワーの有する対人関係能力のうち少なくとも4つの認知能力を強化する必要がある。1つめは、自己開示能力である。ありのままの自分を受容し、自らを語ることができるようにする。

2つめは、自己呈示能力である。他者や社会からの期待に沿った望ましい属性を持っている人間であると相手に印象づけるための能力である。

3つめは、自己高揚能力である。自らを高く評価してもらい、自尊心を維持したいという能力である。

4つめは、自己モニタリングである。ナースは日々の業務において、それぞれの状況でその場にふさわしい感情や意見の表出、行動などを暗黙のうちにその場にいる人々に求められることが多い。そのために必要になる能力が、監視あるいは観察する能力である。

4 メンターの役割がある

リーダーにはメンター（Mentor）の役割がある。

メンターとは、賢明で信頼のおける助言者あるいは指導教官である。OJTにおけるメンターとしての役割は5つある（**図表7**）。

①モデリング：リーダーはモデルであり、役割行動をしなければならない。

②カウンセリング：心配事や悩みについて相談に乗る。
③スポンサーシップ：成長を後援する。
④交友：朋友として付き合う。
⑤可視化：概念や価値観などをはじめとして分かりづらいことをサインやチャートを作成して見えやすいようにする。

　この5つの役割のうち、重要度が高いものが、②カウンセリングである。リーダーはカウンセラー、フォロワーはクライアントである。カウンセリングの効果は3つある。問題を解決し、フォロワーに良くなったと認知させることができる。考え方を変えさせて、葛藤を解消させる。行動を変容させて、自信を回復させる。

図表7　メンタリング「メンター（リーダー）」

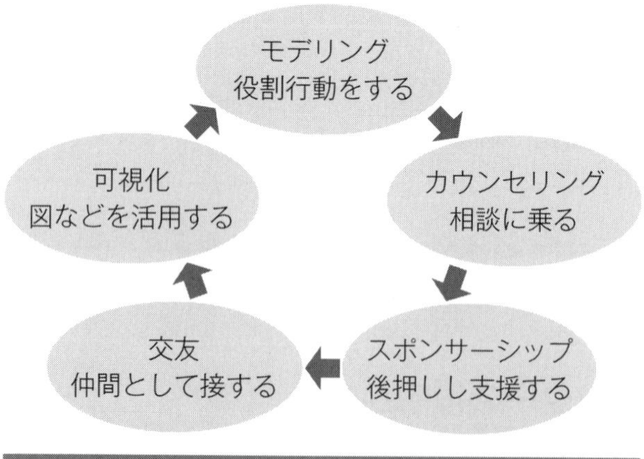

- モデリング　役割行動をする
- カウンセリング　相談に乗る
- スポンサーシップ　後押しし支援する
- 交友　仲間として接する
- 可視化　図などを活用する

役割と行動（学習を支援する）

5　組織開発につなげる

　OJTはリーダーとフォロワーの関係性と思いがちであるが、組織

との連携なくして成立しない仕組みである。OJT は、組織ぐるみで行う計画的、意図的、継続的な仕組みである。それゆえに、リーダーは OJT の成果を組織開発に連携させなければならない。組織開発とは、チーム看護を推進するために必要となる組織体制を構築することをいう。

OJT と組織開発を連携させるためには、フォロワーがどの程度チーム看護に貢献できたかという評価が重要であり、6つのポイントがある。

1つめは、データ収集と分析である。どんな方法でデータ収集がなされたのか、データは事実を客観的に表現しているか、データの意義および価値をどのように把握しているか、どのような不具合が発見されたか。

2つめは、目的である。フォロワーがチーム看護を受け入れたのか、その結果、職場のチーム看護の質が高まったか。

3つめは、計画である。育成はチーム看護という目的達成のために効果的に役立ったか、育成はチーム看護の EIAT（体験、指摘、分析、仮説化）のために十分な機会を与えることができたか。

4つめは、実践である。特に、リーダーのどのような行動がフォロワーの助けになったのか、ならなかったのか。場面の設定や提示の仕方でどのような部分が助けになったのか、ならなかったのかを見極める必要がある。

5つめは、プロセスにおけるチーム看護のあり方である。どのような経緯で決定がなされているか、チーム看護に有用なものであったか、チーム看護は業務の課題達成と育成指導のバランスをどのようにとっていくことができるか、チーム看護にとってどのような不十分な点があったか。

6つめは、フォローアップである。次はどのような育成指導が必要か、チーム看護を推進するためにどのようにして職場の短所を改めるのか、あるいは部門の長所を強めることができるのか。

　リーダーは、OJTと組織開発を連携させて、フォロワーのナースとしての成長および人間としての資質を向上させなければならない。そのためには、フォロワーに発達的ネットワークを構築させることである。フォロワーを取り巻く人々である上司や先輩をはじめとして、同僚、院外の知人、そして家族などの関係を相互的、互恵的にすることを発達的ネットワークという。フォロワーを一人前の看護従事者として成長させるためには、職場のメンバーのみならず他部門のスタッフ、家族、友人・知人などによる支援が必要である。

　リーダーは、フォロワーに対して、チーム看護の意識およびチーム看護に求められる行動を習得させなければならない。そこには、次のようないくつかのメソッドがある。①期待しているチーム看護の目的を明瞭に言明する（ステートメント）、②チームの目的が達成されたかどうかを測る手段（チェックリストなど）を具体化する、③チーム看護の不具合要因を発見する手段を設定する、④学習効果について対象者にフィードバックする時間を設定する、⑤リーダーや職場のメンバーたちがデータを分析し、結論を導き出すための時間を設定する、といったものである。

OJT
On the Job Training

4 働くこと&学ぶこと

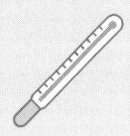

　ナースの仕事は人間が人間に向き合って看護を提供することであるが、看護の本質は、生命と向き合うことにある。ナースは生命の賛歌のために働き、学びを得ているのである。

1 働くこと

　ナースの仕事は奉仕なくして存在し得ない。

(1) **奉仕のこころを行動にする**

　かつて、キリスト教の教会は奉仕のための2つの付属施設を有していた。旅人に安心で安全な、宿る所、泊まる所を提供していた。これがホテルである。地域の住民を診察し、治療する診療行為を施していた。これがホスピタル、つまり病院である。

(2) **Hospitality を実践する**

　Hospitality（ホスピタリティ）とは、親切で思いやりがあり、配慮の行き届いていることである。親切（深切とも書く）は、深く切なること、痛切、人情の篤いことである。親しいねんごろなことである。

ねんごろとは、まごころでするさまや心遣いの細やかなさまをいう。親切とは、丁寧、念入りにするさま、あるいは互いに親しみあうさまでもある。思いやりは、思いやること、気のつくこと、思慮、自分の身に比べて人の身について思うことである。配慮は、相手の立場や気持ちを理解しようとする心であり、同情、配慮、心をくばること、心遣いである。

(3) もし私が患者であったらの看護

患者の求めるものは、親切、丁寧、的確、敏速、明るさ、温かさ、ゆとり、くつろぎ、人間的な温かさ、目に見えない豊かさ（安心・安楽・安全・安堵・安逸）であろう。それゆえ、私が「あなた」だったらという見方に立った看護を実践する。もし、私が患者であったらという視点なくして価値ある看護はできない。患者の立場に立って考え、そして感じ、誠実に看護することが求められている。共感（知）と思いやり（情）なくして質の高い看護を提供することはできない。

ナースは、患者の心中をおもんばかって看護を行う必要がある。患者は何を求め、何を期待し、どのようなことに一喜一憂をおぼえるのかをいつも考えながら看護をする姿勢が求められる。

(4) 働くことを教示するOJT

OJTリーダーは、フォロワーであるナースを一人前にするために、「働く軌跡」を教示しなければならない。

【働く軌跡】
①入職時に覚悟する……なぜナースになったのか。ナースになりたいと思ったきっかけは何かを対話によって自覚させる。
②コミュニケーションスキルを学ぶ……対話、記録および観察にはス

キルが必要であることを教示する。
③業務を誠心で行う……誠実に、思いやりを持って看護業務に就かせる。もし、私が患者であったらの看護を実践させる。
④成長を実感する……仕事の仕方には様式があり、様式をマスターしていくことが成長につながることを教示する。
⑤目標を立てて達成する……目標を持つことの大切さと意義を教え、目標を立てさせ、目標を達成するように後押しする。
⑥働くことは他者から支えられることであることを受容する……他者から支えられていることを受容させる。このことが、「賃金換金型労働」と「ナースとして働く」ことの違いを認識させることになる。
⑦奉仕のこころを行動にする……「奉仕のこころを行動にする」ことが看護観の芯であり、ナースの自己実現であることをOJTリーダーが身を持って実践し体現する。

業務の善し悪しは、働くことに価値を持って実践するかにある。ナースの働く価値には思いやり、誠実さ、人を大切にする、役割を果す、の4つがある。仕事とは、他の人々のために、何らかの価値を生み出す活動である。

2 何のために学ぶのか

何かを育むために、人は学ぶのである。精神には意育、知性には知育、身体には動育、そして社会性には徳育が求められる。人間は、この4つを体系的あるいは系譜をとおして学ぶ。例えば、家庭教育、学校教育、社会教育、産業教育、健康教育、価値教育、環境教育、そして生涯教育である。OJTリーダーがかかわる系譜は、産業教育、健

康教育、価値教育、環境教育、そして生涯教育である（**図表8**）。

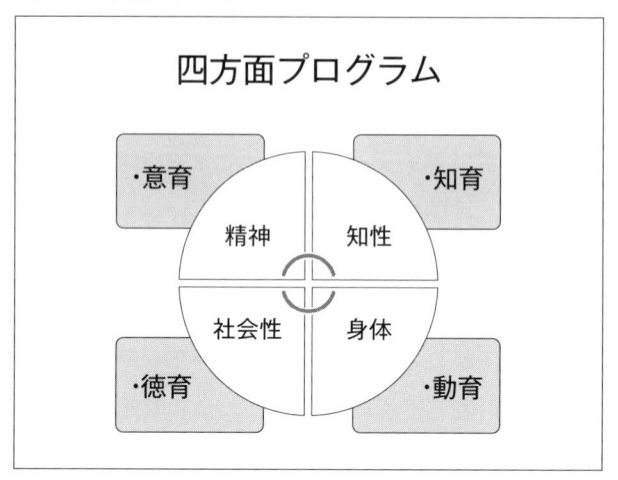

図表8　四方面プログラム

```
四方面プログラム

   ・意育              ・知育
        精神  知性
        社会性 身体
   ・徳育              ・動育
```

(1) 学びのフィードバック

　物事を学ぶことだけが学びではない。学びにはフィードバックが欠かせない。フィードバックとは、初等教育や中等教育の通信簿、高等教育の成績表そして職場における評価である。学びのフィードバックとは、あなたの行動はこうあるのが効果的であると思える、というメッセージである。学びのフィードバックがない仕組みではOJTとはいえない。

　OJTリーダーのフィードバックは人格攻撃ではない。その行動が気にくわないというのは押し付けである。そこで、次のような効果を期待して事実やデータをもとに真摯なフィードバックをする。
①効果的行動を反復実施することを励まし、効果的な行動を強化する。
②意思と行動が合致することを助ける。
③チームメンバーや患者とのかかわり方を明確化させる。

フィードバックは行動を観察したデータに基づいたものでなければならない。印象や意見を述べる場合には、可能な限り多くの人たち、違った立場からの意見が出され検討したものがよい。1人の印象ではなく、多くの人の印象であるのかを十分に吟味する価値がある。

(2) フィードバックの留意点
　フィードバックを効果的なものにするために7つの留意点がある。
①記述的に述べる。評価的な言葉遣いは相手を防御的にするだけである。
②特定な事実や事柄を対象にする。一般的なことはさほど効果がない。
③有用であることを伝える。相手に新たな行動、あるいは今の行動を継続させることができる必要性を感じさせるものがよい。何ともできないような欠陥を指摘すると、欲求不満が募るだけである。
④受容できるものにする。押し付けよりは相手が求めたものがよい。観察したデータをもとに相手が質問をして評価者が答えるような形式が必要になる。
⑤適時に行う。できるだけ早い時期に行う。
⑥通じ合っているかを確認する。分かりやすい表現が必要であるし、相手に自分の言葉で言い直しをしてもらい、思っていたことと一致しているかを確認する。
⑦共有化できるものがよい。1人の印象や意見にとどまらず、チームで共有できるものがよい。

(3) 働くこと&学ぶことの連携
　OJTとは、OJTリーダーがフォロワーに主として看護実践能力を教示することとされがちであるが、そのことは、OJTの機能の一部

でしかない。OJT の真の目的は、看護部の理念あるいは目標の実践的な展開にある。看護部は目的組織である。そのために、看護部の行動イメージを明確化しなければならない。そして、看護部の成員であるナースは、自己の役割を理解し使命を全うしなければならない。

　看護実践に際して、看護部が組織的運動体であることを認識させる。そこで、施設、設備、機器、道具などを点検し、補修しておかなければならない。そのうえで、看護計画、看護基準、看護手順など看護実践に求められる方法や手段を共有する。そして、看護管理者、チームリーダーおよび OJT リーダーは効果的な働きをする。

　つまり、ナースの OJT は看護部ぐるみの意図的、継続的、計画的なナース育成プログラムであるから、OJT の推進において、働くこと＆学ぶことを中核とした意図的なグループ体験やグループダイナミックスを活用する必要がある。

5 ナースの臨床＆実践力強化

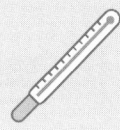

クリニックとプラクティスはOJTのテーマである。この2つのテーマに関係するものがバリュエーションである（**図表9**）。

リーダーがフォロワーに教示する主たる場は、看護を実践する臨床の現場（クリニック）である。それゆえに、リーダーは臨床を重視した教示内容を設定し、フォロワーを育成しなければならない。

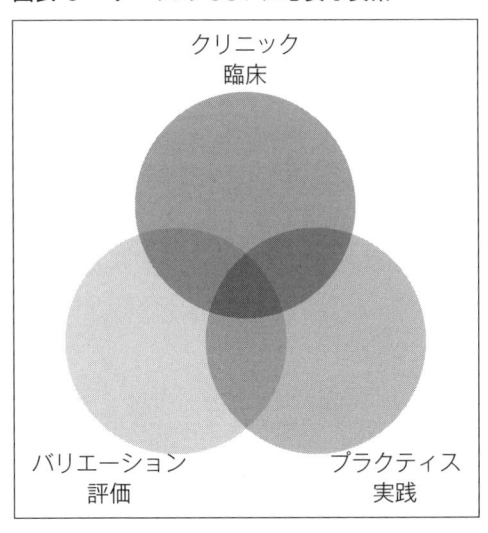

図表9　ナースのOJTに必要な要素

- クリニック　臨床
- バリエーション　評価
- プラクティス　実践

看護業務を実践することがOJTの目的であり、フォロワーの看護実践力を育成することがリーダーの役割である。

臨床、実践および評価はOJTの中核であり、それぞれに意義がある。

1 臨床

看護には、実用的学問である臨床看護学が必須である。しかし、臨床看護学は単独で存在するものではない。基礎となるものは看護理論等の基礎看護学であるし、地域社会との連携性から社会看護学も重要な隣接科学である。また、OJTなど教育現場に求められる教育学としての臨床看護教育学ともいうべき、「教える、学ぶ」ための知見体系と継続的教育を欠かすことはできない。

クリニックの語源は古代ギリシャ語といわれている。寝台やベッドを意味する。また、医師の誓いで知られているヒポクラテスの古語がクリニックである。クリニックは診療所や診療所の医師という意味合いで使用される場合が多いが、臨床講義室や臨床講義を受ける学生たちもクリニックといい、さらには、最新の科学や現代的な経営技術を用いて1対1で知識を授ける場もクリニックと呼ぶ。

OJTは、臨床看護を主たる対象とした、意図的、継続的かつ組織的に職場ぐるみで臨床において実践することが重要である。

(1) 現状の認識

患者の立場を共感的に理解して看護を実践しなければならないし、発生した不具合や課題を解決しなければならない。従って、OJTリーダーは同時に臨床リーダーでなければならない。

(2) 効果的な OJT 推進

　OJT には、リーダーの OJT を推進する確固たる意志およびフォロワーを成長させるための動機づけが必要である。しかし、推進するための確固たる意志や動機づけはたやすいことではない。人間は変革への刺激をある程度は、受け入れることができても、実際の変革に対しては抵抗するものである。人間は、自己の経験や知見をもとに行動するものであるし、面倒くささや不具合を変えることに消極的になりがちである。

　リーダーは、フォロワーに新しい知見を学ぶことに興味を抱かせ、未経験の事柄を体験したいという思いを駆り立てるように導かなければならない。未知への恐怖が芽生えていて、現状に膠着しているようでは成長のエネルギーを発揮させることはできない。フォロワーに成長への刺激を与えて、臨床に対する適応力を高めて挑戦させていくことがリーダーの役割である。

2 実践

　いわゆる反面教師も実践のためのモデルになり得るが、通常は、リーダーの良い行動を模倣させ、模倣の度合いを評価し、実践度を高めていく。そもそも「真似て学ぶ」が学習の本質である。学習とは模倣行動である。体験学習に優る学習方法なしという根拠でもある。フォロワーが育成指導者であるリーダーから学ばなければならないもののうち、絶えず意識しなければならないものの1つが患者の苦情や不満を解決する能力である。

(1) 他者から学ぶ

　人間は課題に対して、自身の性向、経験、先入観から特定の接近をするものである。その結果、他を省みないことがある。患者満足度のような正解を導き出すことが困難な問題にあっては、レクチュア・スタディでは解決の方法を体得することは困難である。そこで、クレーム&トラブルあるいはヒヤリハット等を事例としてフォロワーに疑似体験をさせて、解決の方向を引き出す。

(2) 実践のためのケーススタディ

　ケーススタディを活用した育成には留意点がある。それは、ケースを討議する立場とケース分析の方向である。ケース分析の方向は、「情報から行動へ」および「行動から理論の確認」である。情報から行動へとは、知識を習得することが目的ではなく解決行動に力点があるということである。そして、行動を振り返り、理論との乖離を確認する必要がある。ケーススタディによる育成とは、「情報を行動に転換する過程である」（フォレスター：マサチューセッツ工科大学教授）。

3 評価

　評価は善悪、優劣などの価値を判じ定めることである。OJTの評価には、結果の評価のみならず過程の評価が重要である。

(1) 評価の必要性

　評価の必要性は3つある。①フォロワーの現有能力を知り、一定期間でどの程度の能力向上がなされたかを評価する。②育成計画との乖離あるいはあるべき姿と現実とのギャップ、つまりバリアンスを評価

する。③患者の ADL や QOL に応じた看護実践ができていたのかを評価する。

(2) 評価の方式

評価の方式ややり方はいくつかあるが、五十音評価もその一つである（図表10）。

図表10　五十音評価

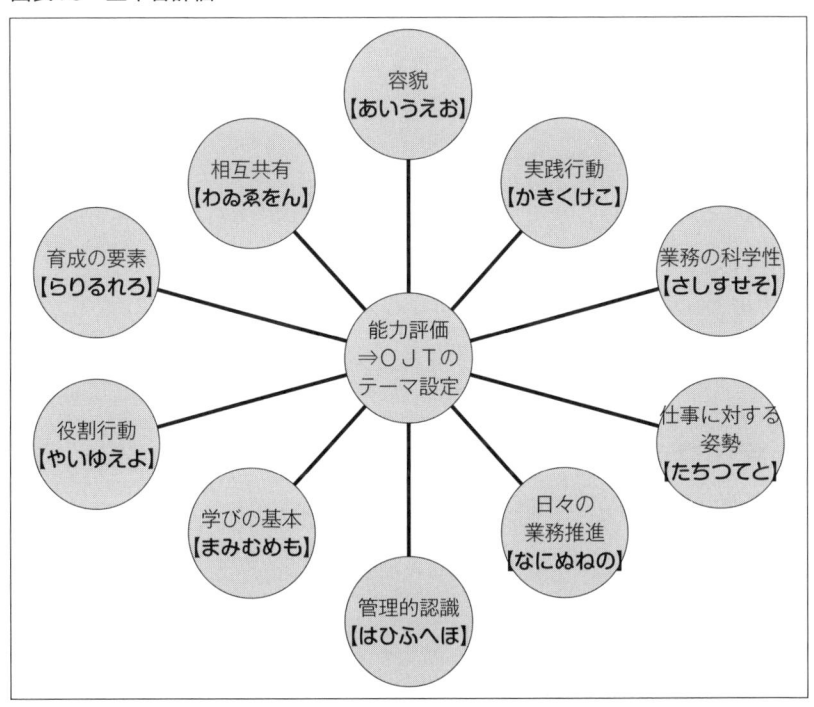

```
                    容貌
                  【あいうえお】
        相互共有              実践行動
      【わゐゑをん】          【かきくけこ】
育成の要素                            業務の科学性
【らりるれろ】        能力評価         【さしすせそ】
                  ⇒ＯＪＴの
                  テーマ設定
役割行動                              仕事に対する姿勢
【やいゆえよ】                        【たちつてと】
        学びの基本            日々の業務推進
        【まみむめも】        【なにぬねの】
                    管理的認識
                  【はひふへほ】
```

【あいうえお】評価（容貌……こころが顔に表れたものが容貌）

あ：挨拶

い：好い顔

う：うやうやしい態度

5　ナースの臨床&実践力強化 —————————————— 35

え：笑みを含んだ顔つき

お：思いやり

【かきくけこ】評価（実践行動）

か：観察力

き：記録力

く：工夫力

け：検証力

こ：行動力

【さしすせそ】評価（業務の科学性）

さ：査定―正しいかどうかを決定することを査定という。

し：診断―典型は看護診断である。診断とは医師が患者を診察して病状を判断することであった。転じて、物事の欠陥の有無を調べて判断することも診断という。

す：推定―推測して決定することを推定という。

せ：正確―正しく確かなことが正確である。

そ：訴求―訴えかけることが訴求である。

【たちつてと】評価（仕事に対する姿勢）

た：対応性―対応とは互いが向き合うことをいう。

ち：地域性―地域の特性や地域での病診、病介等連携による看護をいう。

つ：追求性―追求して追究する姿勢が求められる。

て：定期性―現場を定期的に点検する。

と：当事者意識―患者と向き合い、看護を提供する。

【なにぬねの】評価（日々の業務推進）

な：納得―承知することが納得である。

に：認定―認めて決めることが認定である。

ぬ：抜き書き—必要な箇所を抜き出して書くことが抜き書きである。
ね：熱中—物事に心を集中すること、夢中になってすることが熱中である。
の：能率—仕事のはかどり方が能率である。

【はひふへほ】評価（管理的認識）
は：把握—握りしめること、手中に治めることが把握である。
ひ：比較—比べること、比べ合わせることが比較である。
ふ：俯瞰—高い所から見下ろすこと、全体を上から見ることを俯瞰という。
へ：変革—制度などが変わりあらたまることが変革である。
ほ：方策—手だてを考えることが方策である。

【まみむめも】評価（学びの基本）
ま：真似させる—真似て学ぶことが「学ぶ」である。
み：見習う—見て真似する。
む：向き合う—互いに向き合う。
め：面談する—会って直接に話すことが面談である。
も：目標を立てることを教える—目標とは目印である。

【やいゆえよ】評価（役割行動）
や：役割認知—認知は、事象について知ること、あるいは知識を持つことである。
い：意欲喚起—いくつかの動機の中からある1つを選択して、これを目標とする能動的意志活動を意欲という。
ゆ：有言実行—言葉にしたうえで、実際に行うことが有言実行である。
え：影響力行使—影響力とは相手をその気にする力である。
よ：用意周到—用意が十分に整って手抜かりのない状態が用意周到である。

【らりるれろ】評価（育成の要素）

ら：礼讃―ありがたく思って、誉めたたえることが礼讃である。

り：臨床能力―基礎看護に対して、病人を実地に看護するものが臨床看護である。

る：類推―類似点に基づき他のことを推し量ることを類推という。

れ：連携―協力し合って物事を行うことが連携である。

ろ：論理―思考の形式、法則を論理という。

【わゐゑをん】評価（リーダーとフォロワーの相互共有）

わ：和気―和気とは睦まじい気分である。

ゐ：為―患者のためであるという受け止め方は正しい。

ゑ：恵―真理を知る精神作用のことである。

を：てにをは―助詞、助動詞、接尾語に用語の語尾を含めた汎称を「てにをは」という。話のつじつまが合わないようでは困る。

ん：終わりなんとすん―んは、打消の助動詞ヌの転用である。「できん」ものはできないが、やればできるのに、「できん」では傍観者である。

　評価対象に不具合や不十分のことがある場合にはOJTの教示テーマとなる。OJTは、挨拶から始めて、してはいけないことをさせない、やればできることをやらせる仕組みである。

6 OJT力強化

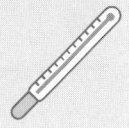

　さらに強くすることが強化である。フォロワーのさらなる成長をうながし、進めることがOJTである。OJTは、フォロワーの成長をリーダーがわがことのように思う気持がないとうまくいかない。

　そこで、OJTに工夫が求められる。「上から言われたからやっている」というお仕着せリーダーおよび「面倒だし、やりたくない」フォロワー、これではOJT力強化は覚束ない。仕方がないからしているようなOJTは時間の無駄である。

　OJT力を強化するために、リーダーとフォロワーの互いが協力し合い、困ったことや困難なことを克服する必要がある。困ったことや困難なことに打ち勝ってフォロワーの成長につなげていく。フォロワーの成長とは、ナースとしてのキャリアステージをつくり上げていくだけではなく、人としての成長も含まれる。つまり、OJTにはリーダーとフォロワーの両者のみならず、職場ぐるみで成長できる協働体制が欠かせないのである。

1 OJT上の困ったことを明らかにする

　OJTは組織開発やチーム看護を推進するために、障害や壁となる

要因を洗い出す仕組みとして機能させることができる。OJT は、チームメンバーの役割認知の程度、チームを推進する段階の相互作用のあり方、チームに働くダイナミックな諸要因、他のチームとの連携に関する課題を特定するための場となり得る。

　OJT 上の困ったことを洗い出し、解決することが OJT 力を強化することになる。具合が悪いことをそのままにしていては、目指す看護に近づくことは難しい。リーダーには、OJT 上の困ったことを明らかにする役目がある。明らかにするだけではなく、解決しなければならない役目もある。

2　成長につなげる

　フォロワーを期待どおりに育成するためには、フォロワーに「私はどのように行動すればいいのか」を自問させる必要がある。まずは、「病院の理念、看護部の目標、職場の目標」を伝えて理解させる。

　リーダーは、フォロワーの仕事を覚えたいとか技術を身につけたいという欲求を刺激するために仕事と直結させ、仕事に必要な資格取得など学習目標を具体的に示すのも手である。

　しかし、学習や啓発の意志があっても、往々にしてその場かぎりになることが多い。学習や啓発は持続しづらいものである。そこで、他者と競い合わせて結果を評価するというやり方もある。職場内部で先輩を加えた学習チームを編成し、競い合わせる。仲間の成長に刺激を受けてやる気を出し、学習意欲を高めることがあるからである。学習チームの成果を院内学会等で発表させるのも良い。

　その一方で、他者との比較を精神的に苦痛と思う者もいる。そもそも成長とは自己との闘いであるから、自己目標を設定させ、挑戦させ

るというやり方もいい。

3　キャリアステージとの連動

　キャリアとは経歴をいい、ステージとは段階である。キャリアステージはナースとしての成長に関する能力の証明である。ナースの育成とは新卒者だけが対象ではない。中途採用するナースの場合、院外の職務経歴や経験を把握することが欠かせない。即戦力として採用するのであるから、これまでの本人のキャリアを発揮させることがOJTとして重要である。また、本人が形成してきたキャリアのうち、自病院で活用してはならないものは変革させなければならない。
　キャリアステージの意義は、本人の現在もっている能力を具体化し、将来のあるべき姿を描くことにある。今までにどのようなキャリアを身につけてきたのか、もっている能力を今後どのようにのばしていくのか、新しいキャリアをどのように習得させていくのか、このあたりがポイントである。

4　協働（相互作用）する

　OJTは、実際の現場での看護実践に関する事柄が主体となるので、看護計画をベースとしてナースが患者に何をするかを明確にする必要がある。通常、特定の患者にかかわるナースは1人ではなくチームとして看護実践するから、ナースの仕事には協働（相互作用）行動が欠かせない。協働とは、協力して働くことであり、ナースとナースが精を出して仕事をする相互援助関係である。
　OJTのやり方次第でフォロワーはやる気も出せば、逆に失うこと

もある。看護業務に大きく貢献するのは意欲である。人は、きっかけ次第で行動を変えることができる。人は同情と支持は受け入れやすいが、教えられ、学ぶという行為はたやすくできることではない。リーダーとフォロワーの間で相互作用を形成するスキルが必要となる。そうしたスキルを類型化すると4つに集約することができる。

①品質を向上させるスキル

　品質には、看護業務に対する品質および人間性にかかわる品質がある。

②行動化するスキル

　行動に駆り立てることができるスキルであり、フォロワーの自発性を促すものがよい。

③傾聴するスキル

　フォロワーの考えを聴き、理解を促進するスキルである。

④問題を解決するスキル

　本筋からそれていたら軌道修正し、あるべき姿にするためのスキルである。

　この4つのスキルは、OJTの課題を明確化して、職場内で討議し、共有するスキルである。4つのスキルを活用してリーダーとフォロワーの相互援助関係をつくり上げる。相互援助関係を通じて、フォロワーが問題を的確に把握して自信を深め、行動を修正し、習得していくことになる。

5　教示する

　どんなに良い教材であってもどのような教え方をしても、リーダーとフォロワーとの関係が相互援助関係でなければOJTはうまくいか

ない。どのようにすれば有効に援助ができ、どのようにすれば援助を受けることができるのか。そこで、相互援助関係を築くためにリーダーのフォロワーに対する動機づけが欠かせない。動機づけとは、「その気にさせる」ことをいう（図表11）。

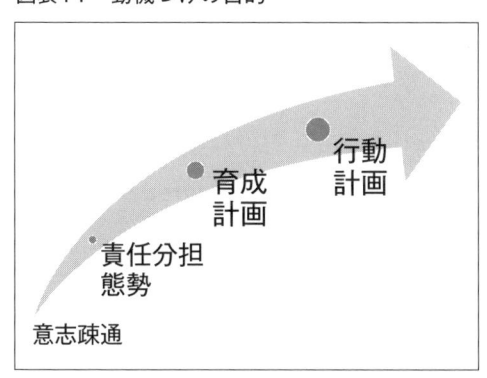

図表11　動機づけの目的

意志疎通 → 責任分担態勢 → 育成計画 → 行動計画

〔動機づけの目的〕
● 職場のチームワークおよびリーダー・フォロワー間の意志疎通を強化すること。
● フォロワーの積極性を引き出し、チーム内の責任分担の態勢を整えること。
● 業務効率の向上を目的とした目標および育成計画の達成を図ること。
● 職場で直ちに実施できる行動計画を作成すること。

　動機づけは、看護実践に関する能力を成長させるために行うものであり、リーダーとフォロワーが意志疎通し、互いの関係や連携を密にすることが重要である。

6　OJTの役割モデル

　OJTの目的は、「職場で上司または先輩（リーダー）が部下または後輩（フォロワー）に業務に必要な能力を実践で習得させる」ことである。そこで、リーダーとフォロワーそれぞれに期待される役割がある。リーダーはリーダーとして役割を認知し、役割どおり実践で任務を果さなければならない。フォロワーはフォロワーとしての役割を受容し、業務に求められる能力を習得しなければならない（図表12）。

　リーダーの役割は、フォロワーに業務への興味と関心を抱かせ、探究心を持たせるために、注意と世話が中心となる。

　リーダーは、業務の関連性や適合性を示し、フォロワーが学習目標に親しみを持てるようにする。

　リーダーは、フォロワーに学習目標を受け入れさせて、できるという自信を持たせる。

　リーダーは、フォロワーに「やってよかった。また、やろう」とい

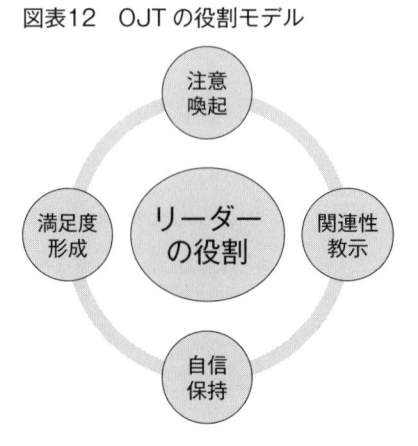

図表12　OJTの役割モデル

う喜びや満足感を感じさせる。

7　OJTのメンタリング

　OJTの目的は、リーダーがフォロワーに業務上必要な能力を習得させることではあるが、リーダーもフォロワーも生身の人間同士がぶつかり合うわけであるから、さまざまな感情が生まれ、葛藤や軋轢も生じる。フォロワーが気にくわないからいい加減に教えるとか、リーダーが嫌な性格だから聞く耳を持たないとなったら効果的なOJTにはならない。そこでリーダーは、OJTがフォロワーの学習を支援する仕組みであることを意識して、メンタリングを推進する必要がある（図表13）。

　リーダーの命令や指示どおりに行動するフォロワーづくりがOJTの目的ではない。リーダーの指導や後押しを受けて自ら考え判断し行動するフォロワーづくりがOJTの狙いである。メンタリング（Mentoring）は、育成、指導方法の一つであり、OJTにも有効に機能する。メンター（Mentor　育成者やリーダー）が、対話による気

図表13　支援するために成すこと

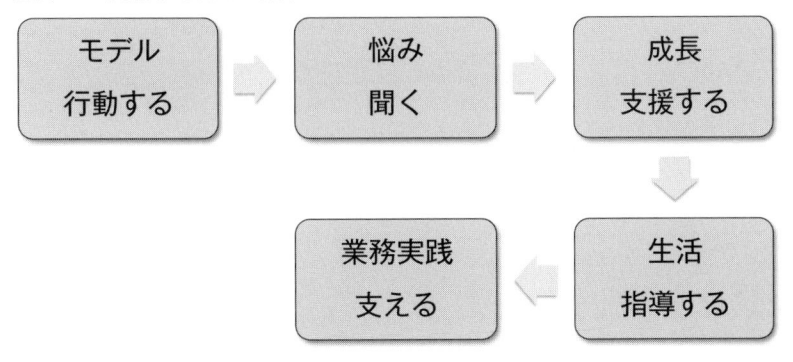

モデル行動する → 悩み聞く → 成長支援する → 生活指導する → 業務実践支える

づきと助言によってプロテジェ（protégé　被育成者やフォロワー）の自発的、自律的な発達を促す手法である。

　プロテジェのことをメンティー（Mentee）と呼ぶこともある。プロテジェがメンターから指導、支援および保護される関係をメンター制度（メンターせいど）あるいはメンターシップ（Mentorship）という。

7 ロールモデル

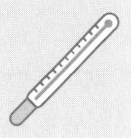

　病院はホスピタリティ産業（おもてなし産業）であり、ピープル・ビジネス（人間商売）である。つまり、病院事業はサービス業の範疇である。ここに、看護師に求められているものがある。

　看護師の役割は、法的には、「療養上の世話あるいは診療の補助」であるが、看護師が果たす役割として、ロールモデル（模範）とするものは、「患者や家族の立場や気持ちを理解しようとする心遣いをしつつ、患者や家族に慎んで仕える」ことができる人物ではなかろうか。

　看護実践は当然のこととして、気配り、たしなみ、振る舞い、態度、接遇、いずれの面においても手本あるいは模範者になろうと行動しているナースこそロールモデルであり、真のOJTリーダーである。

1　OJTの育成計画は妥当か

　育成計画どおりにOJTを実施したはずなのに対象者が育成到達点に遠く及ばないとか、周囲が期待しているとおりにならないということが現場では起こり得る。育成計画が抽象的であったり、OJTリーダーの上司が育成に熱心でないために、OJTリーダーも育成に集中できない、あるいはOJTリーダーが上司とフォロワーの育成に関し

て必要な確認をしていない、さらにはチーム内で育成に関する合意形成がない、育成途上で不具合に気づいたが手を打たなかった、などという場合に起り得る。

そうしたケースは育成過程で容易に想定できるにもかかわらず、育成計画を修正や変更することなく、漫然と指導した結果といってよい。

聞いているだけでメモをとらない、人に頼る癖がある、仕事を覚える気持ちがない、常に受動的である、得意な（好きな）ことしかしない、人の注意を聞かない、自分で考えこんでしまい行動しない、仕事を理解していない、忙しいことを理由にして決められたとおりにしない。こうした兆候があったら、それを放置してはいけない。一人前に育てていくためには、育成計画を対象者の状況に応じて見直す必要がある。

2 育成計画に育成イメージが盛り込まれているか

なぜ、育成計画どおりの育成ができないかというと、育成イメージがOJTリーダーになく、フォロワーも育成到達点を認識していないからである。さらに掘り下げると、OJTリーダーがロールモデルになっていないからである。

育成計画で、できもしないことを要求している、育成内容が観念的あるいは抽象的である、という場合が問題である。

OJTリーダーがフォロワーを自分に近づけることが育成計画である。OJTリーダーには、「フォロワーの目指す対象はOJTリーダー、つまり自分である」という哲学あるいは信念が求められるのである（図表14）。

育成最終到達点はOJTリーダーであるということを強く意識して

図表14

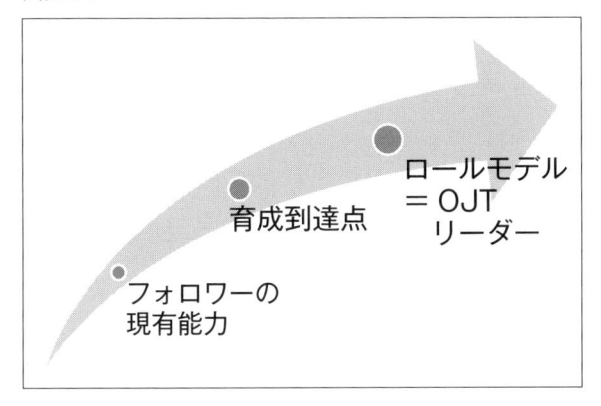

育成計画を作成しないと、「育成の視える化」にはならない。フォロワーに気づきは生まれないし、フォロワーは自分を変えようというきっかけがつかめなくなる。育成到達点に遠く及ばないとか、期待どおりに一人前にならないというときには、育成計画にあるべきナース像ともいってよいロールモデルが明示されていないか、OJTリーダー自身がロールモデルであることを認識していないかである。

3　なぜ、フォロワーが成長しないのか

　フォロワーが成長しない要因の1つとして、OJTリーダーがフォロワーに任せないことがある。対策としては、新しいことについて一緒に勉強する、安易に答えを聞いてきてもすぐに解答を出さないで少し考えさせて見守ってみる、メモをしっかりとる癖をつけさせる、仕事の重大さを教える、予習と復習の癖をつけるために質問し宿題を与える、周囲を巻き込んで定期的にグループ内学習をする、などが効果的である。

育成の心得は、「あせらず、急がず、根気よく」であるが、医療現場ではのんびりというわけにはいかない。そこで、体験学習に勝る学習なしである。座学を少なくして、体験や経験を積ませることが必要である。また、時にタイムリーな助言をすることはあっても、一人で解決できるものは自分で解決させると効果的である。

　OJTには座学も大切であるが、座学、帯同実地学習、単独実地学習、それぞれ等分がよい（図表15）。帯同実地学習とは、OJTリーダーが実践していることをフォロワーに観察させ、時にはOJTリーダーが見守りつつフォロワーにやらせて、指導をすることである。帯同実地学習をしたことについて単独でやらせることが単独実地である。

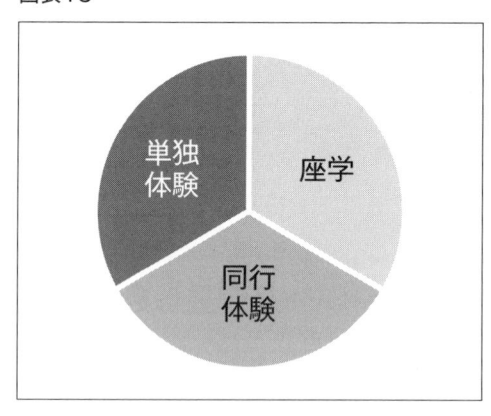

図表15

【育成の実際】

　フォロワーをどう育成していくのか。以下は、いくつかの病院のOJTリーダー（プリセプターシップを導入している病院にあってはプリセプター）から「看護師に継続教育を実践するための課題と解決」の課題や要点を聞きとり、その結果や対応方法などをまとめたものである。

Q. OJTリーダーからの声がけができにくい
　A. どんな状況なのか自分から問いかけてみる。
　A. 報告を受けるのを待つだけではなく歩み寄る。
Q. 看護師の悩みを聞いているがうまくいかない
　A. OJTリーダーも自身の悩みを打ち明け、相互にコミュニケーションを促進していく。
Q. 個人攻撃をしないためには
　A. 責めないで、常にかかわる。
　A. ミスが起きたときもすぐに相談できるような態勢をつくる。
Q. 普段からコミュニケーションを十分にとるには
　A. 気配りが大切。「これはどうなの？」と働きかけることにより、情報収集につなげる。
Q. 報告されたことを褒め、成果を認める
　A. 報告が滞りがちのときは、報告が出されたつど褒める。
Q. コミュニケーションがなかなかとれない
　A. 意識的にかかわって吸い上げる姿勢が流れをつくっていく。
Q. 報告にもれがある
　A. 報告の義務の必要性を感じさせる
　A. 報告が改善につながったことをフォロワーにフィードバックする。
Q. 日々の業務を報告しない者がいる
　A. 信頼関係を築くために相談を受ける姿勢を崩さない。
　A. 受容している態度を示す。
Q. お互いに踏みこんでいくのを恐れ、踏みこめない
　A. 言ってもいいと思えるような話し合いをする。
Q. 自分が解決すればいいと思っている

- A. 腹をわって話しをしよう！ という場、雰囲気をつくる
- A. 不平不満があったら受容、聞いてやる。
- A. 今の環境を大切にしつつ、新しい環境も、お互いつくり上げていく。

Q. ことあるたびに、これはおかしいと口ごたえをする
- A. 自分だけではできないので、上司に言ってほしいと思っているのではないか。
- A. おかしいという意見を受容し、行動計画を提案させる。

Q. チーム会ではほとんど意見を言わない
- A. 業務に関することをともかく言ってもらう。
- A. 気づいていると思えるときは発言を促す。

Q. 意見を言う人がいつも同じ
- A. 誰もが言える環境をつくる。
- A. 気づいたときにノートに書いてもらう。

Q. 看護品質の維持ができない
- A. 専門性を高めるために何をしたいのかを聞く。
- A. 課題を与えてやり遂げてもらう（具体的な課題）。

Q. 日々の看護業務を報告してこない
- A. 申し送り後に面談を行い、情報、提案する場を設ける。
- A. 報告を出したら褒め労う。

Q. チーム会、リーダー会で現場の情報を伝えないし、日々の愚痴になる
- A. 報告がない場合は声がけして情報収集する。
- A. 愚痴の内容を解決するためにどうしたらいいのかをフィードバックし、なすべきことを考えさせ、行動させてみる。

Q. 上司と認識が違うと報告しない

A. 認識の違いを語らせ、その違いに対してコメントする。
Q. これくらいなら報告しなくてもと思う気持ちがある
A. 勝手に判断して、報告しないことが事故につながることを伝える。
A. 報告してほしい内容を決める。
Q. 何かに取り組んでいるとき、期限を設けていない
A. 自分の都合で業務ができると思っているから報告がないので、期日や期限を意識させる。
Q. 情報を上げることがない
A. 話を聞く姿勢を見せて、何かあればメモを書いてもらう。
A. メモだけでも机においてもらい、あとで話を聞く。
A. 目安箱を設置し、メモに何でも情報を書いてもらう。
Q. コミュニケーションをとるのがうまくできない
A. 話を聞くことを心がけさせる。
A. 「意見を聞いているんだよ」という姿勢で聞くと、わりと話す。
Q. かかわることを避けていて、どう働きかけていけばよいか悩む
A. コミュニケーションをとることが面倒であると思っているのだから、こちらから情報をもらえるような声がけをする。
A. 情報を持っているという認識に立って、こちらから積極的にかかわっていく。
Q. 意見を言える関係性がない
A. 相手を認める。
A. 意見を引き出すような自然な声がけをする。

　ここには、OJT実践にとって、いくつかのヒントがある。OJTリーダーからフォロワーに働きかけることの大切さを教示しているからで

ある。リーダーが留意すべきことを集約すると3つに絞ることができる。フォロワーの全人格を尊重し、個人攻撃をしない。OJTリーダーにとっては些細なことであっても、無視したり放置しない。報告、連絡、相談など、相手とのコミュニケーションを密に、そして、習慣化していく。

OJT
On the Job Training

8 職場ぐるみ OJT 実践

　業務に追われ、慢性的な人手不足が解消される見込みがない。職員が心身の消耗から夢を持てない業務だと思えてくる。このような状態では、OJT を職場ぐるみで推進するどころではない。なんとかしなければいけない。そんなことは分かっている。でも、実践するには面倒な課題があるからとまどいがあるし、現実に障害が横たわっているので、結局は放置したままである。これが、困難な問題に対する職場の認識ではないだろうか。

1　問題とは何か

　問題は解決しなければならない。解決には知恵が必要になるが、頭であれこれ考えているだけでは埒があかない。そもそも問題とは、あるべき姿と現実との乖離であるが、3つに類型化することができる。1つめは、逸脱型問題である。法律に抵触しているとか、組織が定めた基準から逸脱しているなどという問題である。2つめは、未達型問題である。一定の水準に達していないとか、目標値に未達であるなどという問題である。3つめは、創造型問題である。新たにつくることを創造という。やる気がないとか意欲が湧かない職員の意識を変革し

て、生き生きとした職場をつくるなどというのが創造型問題である。

　それでは、OJT は、この 3 つの類型のいずれに適合するのであろうか。OJT は、フォロワーの能力を期待値まで引き上げることが目的の 1 つである。フォロワーの能力が期待値まで到達しないことからすると未達型問題となるが、能力の開発が思うようにいかないことからすると、どのようにやる気や意欲を出させるかという課題になるので創造型問題となる。

2 問題を解決する

　問題を解決するには、何が課題なのかを明らかにする必要がある。明らかにしたあとは、それを解決しなければならない。問題を解決するためには、自分がしていることを意識することおよび自分がしなければならないことが、分っていることが重要である。

　物事に直接関係を持つ人を当事者といい、当事者として自分のなすことが分っていることを当事者意識という。問題を解決するためには、問題と向きあうこと、つまり当事者意識が欠かせない。傍観者意識では問題解決はおぼつかないどころか、解決など夢のまた夢となりかねない。そのことにかかわらないで、傍らで見ているようでは問題解決は困難である。

　当事者意識を発揮するためには、問題そのものが分かる、問題を解決する方法を知っている、技術を保有している、解決行動をしたらできた、というように行動を発展させていくようにする。これは、問題解決のための 4 段階の流れである。

3 職能を開発する

　創造型問題に対応するためには、可視化、つまり理解できるように「視える化」することである。看護の創造型問題を解決するためには、何よりも看護を「視える化」しなくてはならない。「視える化」の対象は職能である。問題を発見し、解決していくために職能を「視える化」しなければならない。

　そもそも看護職は専門職能人である。職能とは職業上や職務上の能力である。能力とは、物事をなし得る力をいい、通常は、技能、技術、技をいうが、素養も含まれる。素養とは平素の修養であり、学んだこと、養った力である。

　OJTの主な対象は、専門職としての素養であるが、基礎知識、基礎技術および実務遂行能力である。

　看護職は、最新の知識を習得し、最新の技術を体得することによって患者の生命を守る使命がある。そこで、職場に2つのことが求められる。1つめは、研鑽によって到達可能な能力レベルを明確化すること、2つめは、継続看護教育の仕組みをつくり上げることである。

4 能力レベルを明確化する

　能力レベルの対象として欠かすことができないものがある。コミュニケーション能力および職業意識の到達レベルの明確化である（**図表16、17**）。看護はチームで実践するからである。

図表16　コミュニケーション能力－意思疎通、自己表現力

構成する能力	定義	到達レベル
意思疎通	自己主張と傾聴のバランスをとり、効果的に意思疎通すること	情報伝達力⇒情報を確実に適切な時期に伝える。 ①意見の主張 　例：場面に応じて自分の意見を主張する。 ②傾聴する姿勢 　例：相手の意見に耳を傾け、さらに相手から話を聞き出す。 ③双方向なコミュニケーション 　例：言葉に表されない、あるいは部分的にしか表されない考え方、懸念を正確に聞き取って理解でき、相手の行動や思考パターンから相手が明確にしていない意図や意思を的確に推察する。 ④意見集約 　例：他者が言ったことや言おうとすることを適切に取りまとめる。 ⑤相手の尊重 　例：相手との関係を認識し臨機応変にやり方を変える。
自己表現能力	状況に合った訴求力のある表現によって説明ができること	説明力⇒自信を持った態度で説得力のあるプレゼンテーションを行う。 ①理解を促す 　例：自分の意志を適切な方法で相手に伝え的確に伝わっているか確認する。 　例：図や視覚効果などを使い、伝えたいメッセージが明確で説得力を持つように工夫する。

図表17　職業意識－責任感、向上心、看護観

構成する能力	定義	到達レベル
責任感	看護チームの一員としての役割の自覚を持つこと	責任力⇒応答できる能力があり、自己の責任を果たす。 ①看護職として役割と責任 　例：組織が目指す目標や要求する行動基準を理解し、その実現に貢献する。 ②法律・ルールの遵守 　例：あらゆる状況下において法律や組織のルールを遵守し、自分の発言と行動を一致させる。
向上心・探究心	看護をすることに関心を持ち、意欲的に課題を見つけレベルアップを目指すこと	目標の設定力と達成力⇒目標を設定し、目標到達レベルを描き、目標達成のため志向行動をする。 ①目標到達レベル 　例：困難ではあるが、不可能ではない高さの目標を掲げる。 ②志向行動 　例：謙虚に自己反省をし、日々成長し目標を達成しようとする姿勢を維持する。 ③探求心 　例：問題の解決や探求活動に主体的・創造的に取り組む。
看護観	看護に対する理論的基盤を明確にし、広範囲な見方・考え方を持って意欲や態度等で示すこと	看護観⇒困難な状況における看護実践のために揺るぎない意識や考え方を持っている。 ①タスク 　例：タスク（課せられた仕事）を達成する自分自身の能力に対する信念や確信を持っている。 ②看護の意義 　例：個性や知恵を発揮して自己実現の追求をし、看護の意義を高める。 ③誇り 　例：プロとしての誇り、職業モラルを持っている。

5　継続した看護教育の仕組みをつくる

　看護教育は短期促成というわけにはいかない。まして、その場かぎりというわけにはいかない。看護は日々、新たな知識や最新で安全な技術が求められている。看護職が存在するかぎり、看護教育は永遠に継続しなければならないものである。そのためにも体系化、つまり仕組みづくりを行い、確固たるものにする必要がある。

　継続看護教育の一環として位置づけられるものがOJTであり、その項目を**図表18**に例示した。

ある年度は実施し、他の年度は実施しないなどということでは継続教育とはいえない。継続教育の対象者を具体化して、教育内容とねらいを公開し、ねらいに挑戦することができる職場づくりが必要である（図表19）。

図表18　継続教育の研修項目

対象	研修項目
新規採用者	新規採用者集合研修
プリセプティ	救命時の看護・救急蘇生
	看護記録の実際
	3カ月評価
	看護面接
	人工呼吸器の管理（講義・実技）
	多重課題・時間切迫シミュレーション
	心電図の実際と取り扱い
	ケアレスミスの現状から考えさせる
	1年間評価
	印象に残った場面のまとめ
卒後2〜3年	事例研究
	看護過程の展開
	看護体制
卒後3〜4年	自己啓発（看護研究研修会に参加）

対象	研修項目
プリセプター	1カ月の振り返り
	6カ月の振り返り
	1年間の振り返り
	新プリセプターナース育成研修
中堅ナース（卒後5年）	院外研修の参加
	安全対策
OJTリーダー	リーダーシップ概念
	動機づけのスキル
師長・主任 チームリーダー	看護体制の振り返り研修
主任	院外研修の受講と発表
師長	
全看護職員	トピックス研修
	ナイチンゲールと『看護覚え書』
	看護研究
	地区研修会参加
	看護研究発表会（研究推進委員会担当）
	伝達講習（院外研修受講者・主任・師長）

図表19　継続教育の内容とねらい

対象者	教育内容	ねらい
新規採用者 プリセプティ	・新採用者研修計画に基づいて看護を実践する ・看護技術チェックリストをもとにプリセプターとともに看護を実践する	①病院組織の概要と看護部の位置づけが理解できる ②チームの一員としての自覚が持て積極的に看護に取り組める ③臨床における基礎看護の知識、技術、態度を習得する ③配属部署の特殊性を理解し看護技術が実践できる ④疾患と看護について理解を深め患者に合った看護が実践できる
卒後2～3年	・受け持ち患者の中から1事例をまとめる ・看護過程の展開を学ぶ	①事例をまとめることで自己が行ったケアを振り返り、情報、問題、看護目標、看護計画、ケアの内容が的確であったか自己評価する ②看護部集会で発表することで他者評価を得る ③看護過程の展開ができる
卒後3～4年	・看護協会の「看護研究」研修会を受講する ・各病棟で行われている看護研究にメンバーの一員として参加する（院内看護部研究発表会に発表する）	①看護研究の必要性と進め方について理解する
プリセプター	・プリセプティと円滑にコミュニケーションをとる（新人の意見が聴ける） ・プリセプティの背景を把握する（新人を理解する） ・看護技術を正確に行い指導する（チェック項目に沿って自己チェック）	①プリセプティに計画的・段階的に指導できる ②相談に乗り、激励し役割モデルを示すことができる ③プリセプティのリアリティショック（現実の場面で感じる現象や特定のショック反応）を緩和する ④プリセプティが自信を持ち定着できるよう成長と発達を目指して支援できる
中堅看護師 （5年）	・看護協会主催の研修会など、院外研修に積極的に参加する ・看護研究のリーダーとしての役割を担う ・「看護部委員会」の一員として活動する	①新しい看護情報を得て、専門職業人としての知識を高め、後輩の指導や実際の看護業務に役立てる ②看護研究の能力を高めるとともに、看護実践に生かすことができる ③看護技術を正確に行い指導する
OJTリーダー	・自己の看護の専門性を追求し、リーダーシップが発揮できるよう指導的役割を発揮する	①チーム内での自己の役割を理解し、リーダーシップがとれる能力を養う
師長・主任 チームリーダー	・看護体制を振り返る	①体制を充実させる
師長・主任	・管理研修を受講する	①マネジメント能力を高める
看護職全員	・薬剤の基礎知識について学ぶ ・ナイチンゲールと『看護覚え書』について学ぶ	①薬剤の基礎知識について理解し、事故を防止できる ②看護の基本を再認識する

8　職場ぐるみOJT実践

9 OJT、スーパービジョンおよびプリセプターシップの違い

　OJT、スーパービジョンおよびプリセプターシップはどれも育成の仕組みであるが、育成の仕方に異なる部分がある。

　OJT は、職場ぐるみで意図的、継続的、計画的に上司あるいは先輩が、部下あるいは後輩に、現場で、仕事に必要な能力を習得させるための実地訓練である。スーパービジョンは、スーパーバイザー（熟達者）がスーパーバイジー（未熟練者）に一定の能力を習得させるための教育的指導である。プリセプターシップは、プリセプター（伝達者）がプリセプティ（被伝達者）に業務に必要な知識、技術および意欲などを指導するものであり、カルチャーショックの緩和などもねらいとしており、新人育成の制度として広く浸透している。

　OJT、スーパービジョンおよびプリセプターシップは、いずれも育成目標が定まっていないと場当たり的になりかねない。例えば、育成計画が抽象的、教える者が育成に熱心ではない、教わる者と育成に関する対話をしていない、チーム内で育成に関する合意形成がない、といった場合には効果は期待できない。

　OJT、スーパービジョンおよびプリセプターシップを導入していても、形だけのものは始末が悪い。教える者も教わる者も「押し付けられた」から仕方なしにしているのではお金、時間、そして労力の無駄

である。仕事を任せたいが、任せることができないとか、なかなか一人前にならないということが起こっていたら形骸化している証拠である。

1 育成は被育成者のやる気次第である

　育成の秘訣に「ずずく」という言い方がある。育成は、「あせらず」、「急がず」、「根気よく」である。育成者の育成能力が高いからといって、被育成者が成長するとは限らない。育成は被育成者の理解能力の高さのみならず、理解したことを行動に移す顕在化能力の程度にかかわってくるからである。

　働き蟻の貢献行動は、3：4：3として知られている。専ら働いているのが3割、働いたりさぼったりしているのが4割、残りの3割はまったく働かないというものである。さらにいうと、まったく働いていない3割を取り出し、動きを観察すると、その3割が、母集団の3：4：3と同じ比率になるというのである。

　育成の制度は被育成者の能力、とりわけ「やる気」が大きく左右することになる。育成には体験や経験が不可欠だ。1人で解決できるものは自分で解決させるなどというのは育成者の思い込みに過ぎないということにもなりかねない。

　それでは、被育成者にやる気を出させるために何をしたらいいのか。やる気を出させるためには、その気にさせるにことがいちばんである。その気になるとは、相手に言われたとおりに考えるようになることをいう。その気になるのは、叱られたときよりも褒められたときが多い。褒めるとは、評価し、良くできていると労いの気持ちを表すことである。つまり、結果を褒めるだけではなく、適切な評価が必要である。

評価とは、善悪や美醜、優劣などの価値を判断して、絞りこむことである。育成者の評価軸が狂っていると、褒めたり褒めなかったりということになりがちであるため被育成者は混乱する。上司や先輩がタイムリーな助言をする、自覚を持たせる、フォローするなどが効果的ではあるが、その前提は褒めることである。

叱るは、「然るうえは」が前提である。「然るうえ」とは、「そういうことであるからには」ということである。そういうことであるのに、それなのに、力を尽くしていなかった、という前提なくしては叱ってはならない。被育成者に対して、声を荒立てて欠点をとがめるだけでは感情が勝っただけのことであり、育成とは程遠い。

2　一人前と発展途上との違い

　ラダーシステムを導入している看護部門が多いが、ラダーの理論的根拠は看護理論家ベナーである。ベナーは、看護師を名人にするために技術習得の度合いをモデル化している。看護師は専門技術職である。技芸に優れて名のある人物が名人であるが、臨地臨場の経験知が高いことを示している。専門技術職の名人にとって、最も重要なことがある。「基本となる業務および重要な業務には間違いがない」ことである。

　そこで、専門技術職は4つのカテゴリーに区分することができる。4級の人物は技術も未熟、経験知も乏しいから1人で仕事をさせるわけにはいかない。3級の人物は、不具合や問題が起こりそうだということには思いが至るが、手を打っていないために心配したことが発生してしまい、あたふたして大騒ぎする。2級の人物は、起こるかもしれない不具合や問題を想定して打つ手を考え、実際に発生したときに

は適切に対応するけれど、起こるであろうと想定した不具合や問題とは異なることが発生したときに、「想定外」などと言い出し、ときには立ちすくんでしまう。あるいは、発生したトラブルを、一大事であると騒ぎ立てる。一大事とまくし立てれば立てるほど、そのことを解決したときに周囲からは、「さすがです」などと評価されることになる。

　それでは、1級の人物はというと、何も起きない。些細なことにも気を配り、些細ではあるけれど重要なことを見抜き、事前に手を打っておく。想定する範囲が広いし、形式知だけでなく暗黙知にも長けているから、当たり前のように業務が達成できている。形式知は知識に関するものであり、マニュアル化できる。暗黙知は知恵の世界であり、勘やコツなどを含んでいるためマニュアル化しづらい。

　1級の人物にはトラブルが発生しないから目立たないし、ごく普通の人物と思われがちである。何事もなく、業務をしているので、その人物の仕事に対する本質を見極めないと平々凡々に見られがちである。この1級の人物こそ、ベナーが考えた看護師としての名人ではないのだろうか。

　OJT、スーパービジョンおよびプリセプターシップはどのような人物に効果があるのだろうか。4級であれば、技術も未熟、経験知も乏しい。1人で仕事をさせるわけにはいかない人物、例えば新人などはプリセプターシップが効果的である。3級は、問題には気づくが何の対策もせず、問題が発生したときにあたふたして大騒ぎする人物であり、これに対してはスーパービジョンが良い。どのような状況でどのような問題が生じるのかを教えるための仕組みとして、スーパービジョンが最適である。2級は、起こるかもしれない不具合や問題を想定して打つ手を考え、実際に発生したときには適切に対応するのだけ

れど、対応能力はその範囲でしかないから、超えさせる仕組みとしてOJTがよい。

しかし、1級の人物はというと、何も起きないのだからOJT、スーパービジョンおよびプリセプターシップいずれも当てはまらない。1級の人物になってもらうためには、教育の仕組みだけではリードできない。仮に教育の仕組みに期待するとしたら、「教える者をいつか教わる者が超えていく」という信念のもとに真摯に向き合うことしかない。

3 目標管理と育成

育成は育成者と被育成者の1対1の関係性が重要であるが、職場ぐるみの課題であり、職場仲間の後押しがなくては育成の仕組みは成り立たない。

(1) 目標の連鎖性

目標管理は上司と部下との1対1の関係性が重要視されるが、組織的な連鎖がなくては目標管理ではない。病院目標が全体目標であり、看護部の目標が部目標である。**図表20**のとおり、上位目標をブレークダウンしていき、個人目標となる。

(2) 問題解決行動

目標管理は問題解決行動である。問題とは、あるべき姿と現状との乖離であり、当然、解決しなければならない事柄である。問題は性質によって3つに区分することができる。1つめは、逸脱型問題で、ルールや手順から逸脱したことによって生じる問題である。2つめは、

図表20　目標の連鎖

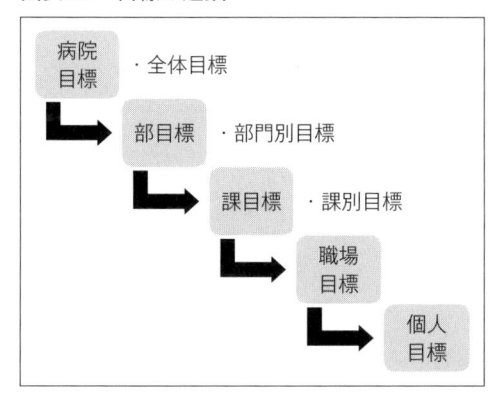

- 病院目標 ・全体目標
- 部目標 ・部門別目標
- 課目標 ・課別目標
- 職場目標
- 個人目標

未達成型問題で、水準や到達値に届かなかったことによって生じる問題である。3つめは、形成型問題で、働き甲斐とかやる気などという定性的なものであり、期待どおりの状態ではないことによって起こる問題である。

　この3つの問題の解決方法は少しずつ異なるのであるが、総じていうと、問題を洗い出し、目標達成のために行動する。問題解決行動を分かりやすくするために、目標は数値化する。数値化しにくいものは図柄にするなど「視える化」する（**図表21、22**）。

図表21　目標管理は問題解決行動

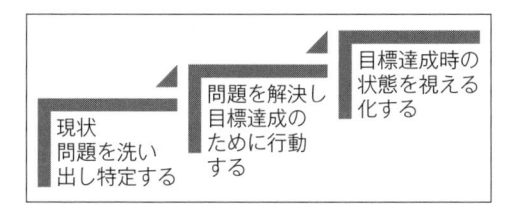

- 現状　問題を洗い出し特定する
- 問題を解決し目標達成のために行動する
- 目標達成時の状態を視える化する

図表22　目標の定量化

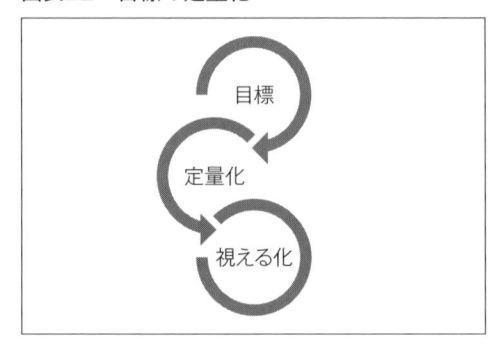

(3) 目標管理の概念

　目標項目は、上位目標との連鎖によって設定するものであるが、項目を具体化するために目標の内容と行動計画が欠かせない。育成を目標項目にする場合は、どの水準まで、どのような方法でといったことが目標の内容であり、育成工程と育成行動が行動計画である。目標の内容と目標行動をつなぐものが、いつまでにという期限である。達成水準が育成すべき到達値である。結果が達成水準に到達しない場合には、不具合を洗い出し、改善するために修正する内容を決める必要がある（図表23）。

図表23　目標管理の概念

4　OJTにおける育成テーマ

　目標管理としてOJTにおける育成テーマを展開したものが以下の例示である。成果、視える化、行動計画および合意形成の場について構造的にまとめたものである。

(1)　満足度（患者および看護実習学生）

①患者満足度の向上

　入院患者の満足度調査および外来患者の満足度調査を行うことによって定性的な目標を視える化し目標管理活動を行う。

目標連鎖性　①PS（患者満足度）の向上

連鎖項目	コンテンツ(1)	コンテンツ(2)
成果 ガイドライン	(1)入院患者満足度調査結果	(2)外来患者満足度調査結果
視える化	(1)インフォームドコンセント（説明と同意）のコンセンサス75〜80%	(2)暦年調査を実施し、待ち時間を2割短縮する
行動計画	(1)患者満足度調査4回／四季ごとに実施し結果のフィードバックを行う。 ☆ポジティブ・フィードバック ☆ネガティブ・フィードバック	(2)外来窓口接遇対応の向上 ☆待ち時間の2割短縮 ☆窓口で使用する用語の分かり易さ
コンセンサス (合意)を得る場	全病棟看護師長会議 各病棟主任会議	

②看護学生の臨床実習における満足

　2つの目標を設定するとして、1つは実習指導者の質向上および実習内容の充実であり、2つは実習環境の整備および実習指導者教育の実施と評価である。

目標連鎖性　②看護学生の臨床実習における満足向上

連鎖項目	コンテンツ(1)	コンテンツ(2)
成果 ガイドライン	(1)実習指導者の質向上と実習内容の充実	(2)実習環境の整備と実習指導者教育の実施と評価
視える化	(1)担当者の日勤配慮、全実習クールの6割を帯同実施	(2)実習評価の視える化（数値化）
行動計画	(1)実習環境の整備 ☆学生担当の決定と教育の実施 ☆看護師長による担当者へヒアリング実施	(2)学生受け入れ前の打ち合わせ ☆学校と年4回の協議 ☆院内における臨床指導者協議会開催
コンセンサス（合意）を得る場	教育委員会 全病棟看護師長会議	

(2) 看護管理（看護の質および看護管理）

①看護の質向上

4つの目標を設定したものである。看護計画、看護記録、看護実践研究および継続看護である。

目標連鎖性　①看護の質向上

連鎖項目	コンテンツ(1)	コンテンツ(2)
成果 ガイドライン	(1)患者参加型看護計画の実施 (2)看護記録の質を評価できるスタッフ育成	(3)看護実践に生かす研究活動と発表 (4)継続看護（外来看護）の充実
視える化	(1)全計画数の40％ (2)症例検討会の年4回実施	(3)院内発表7例 (4)院内学会における事例発表（年2回）
行動計画	(1)看護ケアに対するインフォームドコンセント（説明と同意）の充実による患者・家族の参加促進 (2)事例からロールモデルを設定する	(3)看護研究過程における指導・支援、調整 (4)退院サマリーの改善と活用
コンセンサス（合意）を得る場	記録委員会　研究委員会 外来委員会	

②看護管理

分析力、インシデントの抽出および服薬指導などの安全確保に対する育成目標である。

目標連鎖性　②安全安心看護管理の質向上

連鎖項目	コンテンツ(1)	コンテンツ(2)
成果 ガイドライン	(1)安全管理者の臨地臨床における分析力の向上 (2)ヒヤリ・ハット報告のインシデント抽出	(3)点滴・注射、服薬指導の安全確保
視える化	(1)事例分析・評価の実施 (2)半年単位で各職場のインシデント2事例抽出	(3)安全確認報告20％以上の増加
行動計画	(1)安全管理者に対する安全教育を年2回実施する (2)インシデントに対するロールモデルを共有化する	(3)安全チェック：注射・点滴基本操作徹底、服薬指導のモデル設定を行う
コンセンサス (合意)を得る場	全病棟師長会 看護部全体会議	

(3) チーム看護

①褥瘡、栄養評価およびクリティカルパスの見直し

チーム看護のテーマを3つあげ、育成目標とするものである。

目標連鎖性　①チーム看護の推進

連鎖項目	コンテンツ(1)	コンテンツ(2)
成果 ガイドライン	(1)褥瘡発生減少 (2)栄養評価に関する事例調査	(3)クリティカルパスの見直し、活用、新規作成
視える化	(1)発生率1％以下 (2)年2回調査	(3)職場単位で3件見直し、1件新規作成
行動計画	(1)褥瘡対策委員会を中心とした褥瘡ケア活動 (2)栄養評価ができるスタッフ育成	(3)クリティカルパス作成学習会の年4回の開催
コンセンサス (合意)を得る場	全病棟師長会 ケア向上委員会	

②最新の知識および新規看護技術の導入

　看護学会加入、学習会開催および研修実施を育成目標としたものである。

目標連鎖性　②最新の看護知識および学会で認知された新規看護技術の導入

連鎖項目	コンテンツ(1)	コンテンツ(2)
成果ガイドライン	(1)看護学会加入 (2)院内学習会開催	(3)自発的研修会実施
視える化	(1)全看護師の3分の2以上加入 (2)年2回実施	(3)病棟単位で年2回の実施
行動計画	(1)看護協会との交流促進 (2)院内学会の開催方式検討	(3)専門性を高めるためのロールモデルの設定
コンセンサス(合意)を得る場	全病棟師長会 看護部全体会議	

10 OJT & チームビルディング

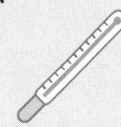

　看護師のチームビルディングとは、看護師を中心としたチームづくりのことをいう。そこで、改めて看護師の仕事を定義してみたい。看護師の仕事に関する法的根拠は保健師助産師看護師法（以下、保助看法）にある。看護師とは療養上の世話および診療の補助を実践する専門職である。診療の補助は医師の指示のもとに行うものであるが、療養上の世話は医師の指示ではなく看護師としての専門性を発揮して実践するものである。療養上の世話には、2つの機能がある。1つ目は、患者の「生活の質」（QOL）を維持し、向上させるために療養生活を支援する機能である。2つ目は、患者の代弁者としての機能である。

1　OJT リーダーが教えること

　療養上の世話に関する2つの機能を実践することは簡単ではない。だからこそ OJT が必要なのである。
　OJT リーダーが教える内容は看護知識や看護行為ではあるけれども、こうした内容はリーダーシップやスーパービジョンの領域でもある。OJT リーダーは、OJT フォロワーに対して、患者の「生活の質」（QOL）の維持や向上のために療養生活の支援者としてしなければい

けないことがあるし、患者の代弁者として患者を擁護する役割を果たすためにしなければならないことがある。

(1) モラールとモラルを醸成する

　モラールとは働く意欲である。志を持ってやる気のある看護師を育成することである。そのためには、「もし、私が患者だったら……」という立場変容理論をベースとして育成する必要があるし、また、看護師としての意気込みを看護実践に生かすように導かなければならない。モラルとは、倫理である。専門職である前に1人の人間であれということであり、行うべき行為と行ってはならない行為を教え込まなければならない。

(2) コンプライアンスを看護実践に生かす

　行ってはならない行為とは、例えば、うそをつく、不都合なことを隠す、そして記録の改ざんなどであるが、これは「してはならない」というコンプライアンスの一部分である。その一方で、好き嫌いで患者に対するケアの質を変えてはならないなどは「行うべき行為」のコンプライアンスに当たる。

　コンプライアンスとは、2つの概念から成り立っている。1つは道徳であり、もう1つは遵法である。

　道徳とは、人としての倫理であり、例えば、日本看護協会が定める看護倫理がその1つである。

　遵法は、法律や規則を守ることであり、法律に抵触することも違反することも許されない。

　業法としては、医療法、医師法および保助看法などがあるし、すべての業界に共通するものとしては、労働基準法、男女雇用機会均等法

あるいは個人情報保護法などがある。

規則としては、院内においては就業規則などがある。

OJTリーダーには、OJTを推進するに当たり「するべきことはする」「してはならないことはしない」という強い姿勢が求められるのである。

2 チームづくりに果たす役割

OJTリーダーがチームづくりに果たす役割は、リーダーの行動をフォロワーにまねさせて学ばせることである。看護師は専門職であり、専門職として活動するためには停滞や怠惰は許されない。専門職を選んだその日から、学び続けなければならない責務が発生する。リーダーはフォロワーに対してより多くのものを身につけられるように、「学び」のステップを理解させなければOJTは機能しないし、あるべきチームづくりにも貢献できない。

(1) 目的を明示する

フォロワーは、「学び」の手順を理解しつつ、職業人としての基本行動を身につけていくことになる。リーダーは、フォロワーに臨床を教えの場として自分の「学び」のスタイルをつかませることが大切である。自分自身の学習スタイルを理解して、それを学びに活かすことができるからである。

(2) 行動化が基本である

看護に必要な知識を体系的に教えることも、手技（看護行為）などの技術を手取り足取り覚えさせることもOJTの領域であるが、知識

も手技も行動のために必要なものである。「分かる」から「できる」への流れにつながる教え方が求められるし、さらに、「できる」から「できた」の成功体験を味わわせることは最も重要な「学び」の一つとなる。

(3) 教えがいを実感する

　教えがいの「甲斐」（かい）とは、行動の結果としての効き目あるいは効果である。仕事上の役目とはいえ、時間と知恵、大変な労力を使って教えてみたものの、「分かりません」「聞いていません」ではがっかりするばかりである。教えがいがあると「苦労が報われた」と思うのも教える側の心情である。

　しかし、誰もが教えがいのあるフォロワーということにはならない。教えがいのないフォロワーを教えがいのあるフォロワーにしていくことも、リーダーの重要な役目である。

　どのような人物が教えがいがないのか、類型化すると次にようになる（図表24）。

①教えてもらう気がない人物

　不満げな態度で、やる気が感じられない。

　⇒よく観察して興味がある領域を把握する。興味のある分野に関連づけて教える。

②口答えが先の人物

　話を聞いただけで、その場で口答えをするとか、口をついて出てくる言葉は「でも」「だって」「どうせ」が決まり文句となっている。

　⇒些細なことでもうまくいったら、ともかく褒める。

③凝り固まりの自己本位な人物

　自分の体験に妙な自信を持っていて、先輩を信じない。「看護学校

ではこういうふうに習った」「そのやり方ではできない」という人物である。
　⇒本人にやらせてみて、不具合箇所については模範を示して実践させる。

④返事だけ「はい」の人物
　返事は良いが、指示されたことをしないとか、まったく違う行動をとる。
　⇒自分がしなければいけないことを書き出させ、必要な助言をしてやらせてみる。

⑤失敗を繰り返す人物
　何度注意されても同じ失敗を繰り返す。
　⇒振り返りをさせて失敗の原因を認識させ、成功するまでやらせてみる。

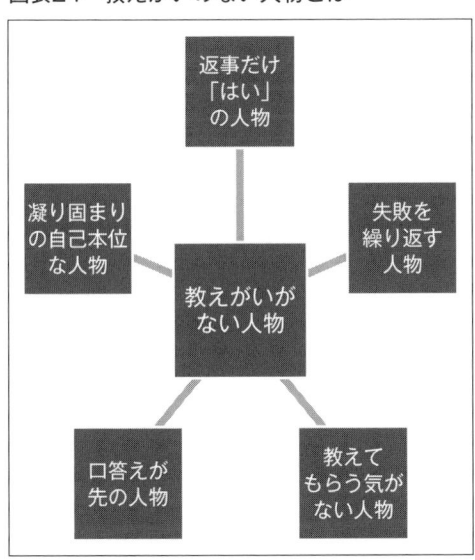

図表24　教えがいのない人物とは

(4) 学びの段階

　フォロワーの心構えが違っていると学びには結びつかない。興味があると砂が水を吸うような学びができる。それには、真っ白な気持ちで教えを受け入れる関係性が必要である。

　まずは、フォロワーの学び方を観察する。「見て覚える」「聞いて覚える」「体験して覚える」「書いて覚える」など学びのタイプが見えてくる。タイプに合わせて教える工夫をすることが必要である。学んでいく手順ごとに学び方のポイントを整理すると、次のようになる。

手順1
①聞く→一言一句聞き漏らさないように集中して聞く。間違いがないか復唱確認する。
②実行→言われたとおりにやってみる。やってみて出てきた疑問点はそのままにせず、確認する。1度質問したところは2度は聞かない。
③復習→自分なりにやってみたことを、まとめてノートにとる。

手順2
①観察→リーダーの行動をよく観察して手本にする。
②試行→手本をまねて、取り入れて実行してみる。
③改善→「もっと○○できないか」という視点で見直す。「こういうことが起きたら、どうなるか」を考えてみる。

手順3
①習慣化→意識して行動することで自分のものにしていく。
②研究→参考になる本、資料などで研究する。

(5) 要点

　新しいことを教えるときには相手の立場に立って、「もし、自分がフォロワーだったら」と考える姿勢が求められる。しかし、フォロ

ワーに、「こういうことを知りたい」「これがよく分かっていないからこの情報が必要である」といった気持ちがないと、必要な情報を得させることはできない。また、分かったことと分からないことを整理させるために、その都度、フォロワーに、「わかりました」「これでいいでしょうか」「ここがよく分かりません」といった言葉で表現させることも必要である。

　一生懸命学ぼうとすれば、たとえ失敗しても得るものはある。教える側のリーダーはかつてフォロワーだった。教えられる側だったときのことを思い出しながら教えてほしい。

3　リーダーの役割を果たす

　OJTリーダーとして、役割の第1は、看護管理者が示した組織の方向性を共有することである。そして、フォロワーに対して組織の存在する意義（ミッション）を明らかにし、組織が目指す目標とそこに至る道筋（戦略）を指し示す役割がある。それから、率先躬行（自らが望ましい行動をする）し、看護の模範を示す。

(1)　リーダーシップとマネジャーシップは異なる

　リーダーシップとは動機づける力、あるいは影響力のことである。指導者の任務、指導、指揮、統率の意味がある。リーダーがそれぞれの持ち場で自らの役割を考え、中心になってみんなを引っ張っていき、関係する人を巻き込み、その連鎖で組織全体を動かしていかなければならない。

　マネジャーとは、経営者、管理者、支配人のことをいう。部長や師長はマネジャーである。マネジャーは、定められた目標を達成するこ

とが主な役割である。そのために具体的な計画をつくり、組織が持つさまざまな資源の配分や構造を決める役割がある。メンバーの行っている業務進捗を管理して成果へ導き、その過程を振り返ることで業務の質を高めていくことが必要となる。マネジャーシップはマネジャーが持つ、組織のある事項について権利を主張して行使できる能力であり、法的には指揮命令権という。

　部長や師長にはマネジャーシップがあるが、同時にリーダーシップを保有している。部長や師長は経営管理者であるとともに良きリーダーでなければ務まらない。OJTを行う者の多くは管理者ではないからマネジャーシップは持ち合わせていないが、リーダーシップは保有している。

　OJTとは、リーダーがリーダーシップを発揮してフォロワーをその気にさせる仕組みなのである。

(2) **リーダーシップを発揮する**

　組織が健全さを維持しながら強くなるには、優れたリーダーの存在が欠かせない。複雑化、多様化、不確実性が増す今の時代には、すべての職員に「自分の考えに基づき行動を起こし、周囲の人に影響を与えていくこと」が求められている。

　リーダーは、自分としっかり向き合い、自らの拠り所を認識する必要がある。自分の持つ価値観、信念、生きがい、あるいは情熱といったことを常に意識して業務に就くことが、リーダーシップを発揮する基盤となる。

　リーダーにはどんな役割があるのか。システム思考者、変革者（チェンジ・エージェント）、創造者、リスクテイカー、サーバント・リーダー（奉仕型リーダー）、同時調整者、インストラクター＆コー

チ&メンター、ビジョンの提示者や提案者などの役割がある。

(3) リーダーシップのスタイル

　リーダーシップを類型化すると、トラクター型、先導型、品位型、化学反応型、奉仕型に区分することもできる。

　トラクター型リーダーは、達成意欲が強く、組織が一丸となって目標に向かっていくよう情熱を持って牽引する。先導型リーダーは、世の中の流れを察知して、将来の姿を構想することに集中する。品位型リーダーは、自分の倫理観や価値観に基づいた基準を持ち、その基準から組織がぶれないよう指導する。化学反応型リーダーは、有能で多様な人材を集めて協働活動を促進する。奉仕型リーダーは、人々の後ろにいて支えることが多く、人々が最良の状況で活躍できるよう配慮することができる。

　OJTではリーダーシップのスタイルは奉仕型が多くなるが、状況やフォロワーの能力によってほかのスタイルをとることも必要になる（図表25）。

図表25　リーダーシップのスタイル

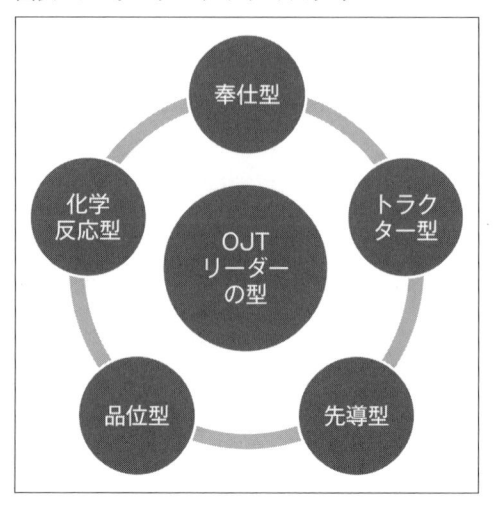

11 OJT&評価

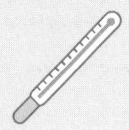

　看護部門には3つの育成制度がある。OJT、プリセプターシップおよびスーパービジョンである。プリセプターシップは主に新人ナースの育成に対応した制度で、スーパービジョンはナースを一人前にするために効果がある制度、OJTは部下育成あるいは後継者育成の制度である。これらの制度に共通するものが3つある。1つめは、育成者と被育成者の関係性である。2つめは、臨床において臨床能力を高めさせるツールだということである。3つめは、定量化、数値化、見える化をしているということである。

　3つの育成制度は、能力開発のための三種の神器といいたいところだが、導入したからといってすぐに効果が出るというものではない。優れている、劣っているなど、その価値を見極めることが評価である。育成とは、養い育てることである。育成者の育成マインドや育成の仕方によっても効果に差が出るし、育成されている者の現有能力や意欲によっても進捗の度合いに差が出るため、正しく評価することは難しい。しかも、評価しなければ制度の仕組みを考察することはできない。

1 制度を開発する

　制度には評価がつきものである。育成制度の適合度を判断するためには評価が欠かせない。出来不出来を判定して修正が必要な場合はフィードバックし、正しい方向にもっていくために評価する。そこで事例として、クリティカルパス（以下、パス）の開発や導入の仕方を解説する。

(1) パスの出来不出来

　パスの出来不出来とは何か。第1にすべきことは、パスの定義を共有することである。パスとは、患者の内科、外科、精神的な危機からの回復およびそれらの状態の安定を助けるために、特定の時間の枠組みの中で、医療提供者や支援部門に要求される行動をアウトラインで示したツールである（カレン・ザンダー〔Karen Zander〕：医療界におけるパスの開発者）。第2は、パスを開発する意義を指導することである。意義として主なものは、①特定の診断、手技、状況に対して医療を標準化する、②医療を組織的に行う流れをつくる、③スタッフの責任と患者の状態を明確にする、④全体の医療と個別の医療を評価する指標になる、の4つである。

　第1および第2のことを理解しないままに開発をしたら、仮に、ガントチャートらしきものが出来上ったとしても、良いパスにはならない。

(2) 評価の視点

　パスは、医療の質をボトムアップさせるための標準化手法である。

標準化と均一化がされているかが評価の1つの視点である。さらに、パスには基本的原則があるので、それが組み込まれているのか評価する必要がある。基本的原則は、医療の標準化を①とすると、②時間軸が設定されているか、③医療介入の仕方が特定されているか、④バリアンスが組み込まれているか、の4つがある。バリアンスとは、標準化したものとは違う事実や状態になること、または例外的なものや予測できない変化のことをいう。パスのバリアンスとは、予測していた責任や結果と実際との差をいう。

(3) 開発を評価する対象

パスを評価する対象は少なくとも3つある。①根拠性（エビデンスに基づく医療〔以下、EBM〕が明確か）、②効率性（最小資源の最大効果か）、③有効性（期待された結果が得られているか）である。このうち最も重要な評価対象は、①根拠性である。EBMとは、個々の患者の医療を決定する際に、最新で最良の根拠を良心をもって明示し、さらに思慮深く使用することをいう。

2 導入を評価する

パスは開発することだけに意義があるのではなく、導入による効果に価値がある。

(1) 期待される効果

導入により得られる効果を集約すると、①チーム医療の質を保証する、②チーム医療のプロセスが効率化する、③チーム医療を促進する、の3つが挙げられる。

そこでリーダーは、チーム医療とは何かをフォロワーに伝えなければならない。チーム医療とは協働医療のことであり、包括的な医療を目指し、各専門家が患者を最善の結果に導くために優先すべき事項を検討し、実質的な解決を図っていくことである。各専門家がばらばらに提供していた医療行為に一貫性を持たせることができるかがパスの効果として問われるのである。

そもそもチーム医療を推進するためには、実践の仕方を標準化することによってチーム内、さらにはチーム間の共通言語を確立する必要がある。チームのメンバーは、お互いに不足している能力や不得意な部分を補ってチームとして行動することになる。

(2) チームとして実践できるか

パスはチームとして医療を実践するためのツールであるため、次の観点から評価することになる。それは、①各職種の役割は明確か、②各職種の責任は明確か、③機能、成果および能力を正しく把握できるか、④多職種横断的なコミュニケーションが確立されるか、の4点である。

(3) バリュー・コンパスとは何か

パス導入によって目標が達成できるのかを「視える化」する必要がある。そのために必要なものがバリュー・コンパスであり、アウトカム（成果）ともいう。バリュー・コンパスには、臨床性、機能性、経済性および満足度がある。

3 役割タイプ別OJTを評価する

　OJTは、役割を遂行するために必要となる仕組みである。看護部門における役割を遂行するナースを育成するための仕組みでもある。仕組みには評価が必要である。

(1) 役割タイプの評価
　管理職タイプ、専門職タイプ、リーダータイプおよびスタッフタイプそれぞれが役割を実践しているかを評価しなければならない。管理職タイプとは、フォロワーを管理監督者に育成するための仕組みである。専門職タイプとは、フォロワーを認定看護師や専門看護師などに育成するための仕組みである。リーダータイプとは、受け持ちナース、日々のリーダーあるいはチームリーダーを育成する仕組みである。スタッフタイプとは、中堅看護師の能力向上を目的とした仕組みである（図表26）。

図表26　役割タイプの指向性

『管理職』タイプ	『専門職』タイプ
経営の意向をくみ取り現実に向けて組織や事業に対して⇒統括し、目標を設定し、管理責任を履行することができる	自らの専門的視野と新しい着想で、看護品質の向上および安全確保について⇒実践しつつスタッフ指導ができる

『スタッフ』タイプ	『リーダー』タイプ
一定の分野で必要な知識、技能および経験知がある⇒日々の看護を確実に実践できる	新たな課題に挑戦し、周囲を巻き込む⇒率先してチーム活動を推進することができる

(2) 持ち味を評価する

　役割タイプには、役割に応じた持ち味があるから、持ち味評価が必要である。持ち味評価には、いくつかの方式があるが、評価項目を挙げると、性格評価、指向評価、基礎能力評価に大別できる（**図表27**）。

　性格評価は、対人関係と課題解決の意欲を評価する。指向評価は、それぞれの役割に応じた評価である。基礎能力評価とは、概念的理解力および論理的思考力である。この3つの持ち味のほか職能と成果を加えた評価をしなければならない。つまり持ち味評価を基礎として、職能評価と成果評価が必要である。職能評価とは、専門職として求められる知識と技術およびあるべき行動（コンピテンシー）の評価である。成果評価とは、行動に応じて期待された成果が出ているのかの評価である（**図表28**）。

図表27　持ち味評価の内容

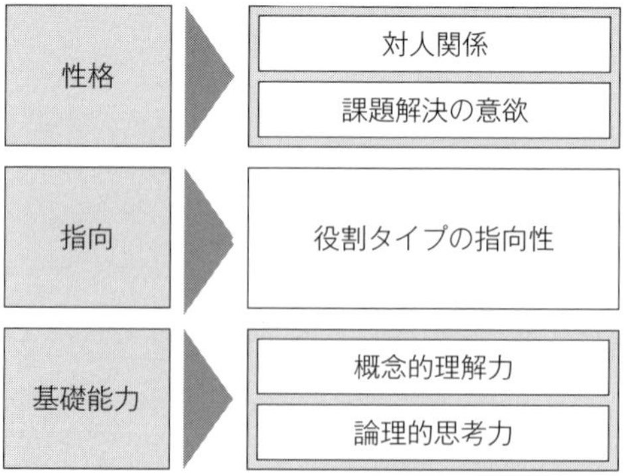

性格	対人関係
	課題解決の意欲
指向	役割タイプの指向性
基礎能力	概念的理解力
	論理的思考力

図表28　職能・持ち味の評価

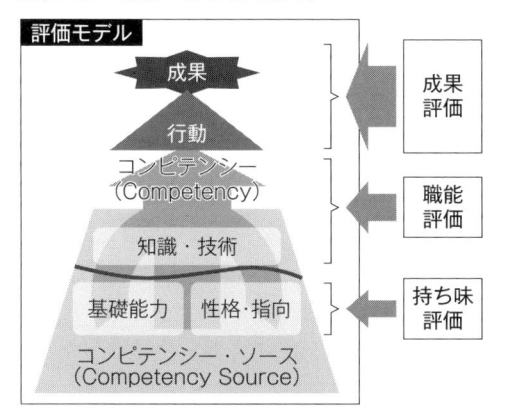

評価モデル
- 成果 → 成果評価
- 行動
- コンピテンシー（Competency） → 職能評価
- 知識・技術
- 基礎能力／性格・指向 → 持ち味評価
- コンピテンシー・ソース（Competency Source）

出典：看護管理者教育課程組織管理論教材（宮城県看護協会ほか、葛田一雄）

4 フィードバックする

　リーダーは、評価の結果をフォロワーにフィードバックしなければならないが、その目的は、長所を伸ばし、短所を補うことである。フィードバックには、フォロワーの自尊心を保ち、高めることが必要である。そうでないと効果は期待できない。

(1) 自尊心を傷つけない

　自尊心を傷つけやすい表現には類型がある。例えば、次のような表現はフォロワーの自尊心を傷つけかねない。

　「まだ分かっていないようだね」「ちゃんと聞いていれば分かるのに」「本当にそう思っているのか」「それくらいわかるだろう」「あなたのような経験者がそんなことを言うなんて」「あなたも私ぐらい経験を積めば分かるよ」「なぜ、そんなことを言うのかな、さっぱり分

からない」

(2) **自尊心を保ち、高める**

自尊心を保ち、高める方法はそう簡単ではないが、ある程度、類型化できる。それは、意見を書き留める、協力を求める、意見を真剣に受け止める、自分の非を認める、個人差を認める、現在の関心事を聞く、笑顔で接する、家庭問題は配慮をもって尋ねる、などである。

それにもまして、フォロワーの特定の行動およびその結果に焦点を当ててフィードバックしなければならない。行動とは見たり聞いたりすることができるものをいう。行動は、笑うこと、歩くこと、話すことなど、その人が何をしているのか、何をしたいのかを示している。そして、フォロワーの意見を積極的に傾聴する。それにより、『直面している課題を分析し、解決方法を見つけるように促す』ことができるし、『信頼関係を築き、責任感と自立心を確立する』ことができる。なぜその行動をしたのか、真意（何がその行動を起こさせたのか）のフィードバックが必要である。

(3) **ゴールを見続けさせる**

ゴール（目標）を達成する過程やフィードバック時には、コミュニケーションを図ることが重要である。しかし、安易にゴールを変更させてはならない。そもそも、『期待されている結果が具体的である』『達成可能で、挑戦的である』『達成期日を設けている』『測定可能である』『能力を反映している』という、この5つが含まれていなければゴールとはいわない。

5 OJT 計画の修正

評価し、フィードバックした結果から OJT 計画を修正する。修正のポイントは、育成課題を再確認する、育成の方向を再認識する、リーダーの役割を再構築する、フォロワーが自己挑戦する課題や自己目標を再設定する、などである。

(1) 育成課題を再確認する

育成課題を再確認するために、評価結果やフィードバックした内容を材料としてリーダーとフォロワーが対話する。そして、育成課題のさらなる具体化あるいは臨床実現性を高めるために、課題に応じた育成の主題を明確化しなければならない。例えば、課題に応じた育成の主題を挙げると（図表29）のようになる。

図表29　課題に応じた育成の主題

再構築する課題	再確認する育成の主題
質の高いケアを実践	一定水準の医療看護を確保するための意欲と愛情の醸成
臨床に適合した専門性の育成	臨床に適合した臨床責任主義を徹底する
告知を受けた患者のケア	心理へのかかわりとライフサポートを実践する
医療補助技術の習得	専門領域にかかわる医療補助技術の習得
患者サービスの向上	心理的にアプローチする技法をマスターする

(2) 自己目標を再設定する

　育成目標を再設定する際には、今までと同じ設定では、不具合が生じかねない。そこで、以下の3つの事柄を進めると良い。

①意見を収集させる

　OJTを進めるに際して、フォロワーが意見を聞くべき関係者やグループがあるか、それは誰か、また、その者に何を聞き出させるか。

② OJTを実践するための時間を確保させる

　フォロワーは、OJT活動にどの位の時間を割けるのか。ない場合、理由は何か。それについて、対策を考えているか。

③テクニックを確認させる

　フォロワーがOJTを実践するためにどのようなテクニックを使うのか。リーダーが使っている公式及び非公式のテクニックに当てはまっているのか。

(3) OJTは体験学習の極致である

　学習にはいくつかのメソッドやツールがあるが、体験学習に勝る学習なしである。OJTは体験学習であることをリーダーもフォロワーも心に刻まなければならない。そのためには体験学習を4段階で評価することが重要である。

【経験の評価】

　具体的かつ臨床における経験である。チーム内で起ったこと、臨床で体験したことがOJTの素材となっているのかを評価する。

【指摘されたことの履行評価】

　思慮深く観察して、指摘されたことを思い起こして実践していたかである。経験の特殊な部分を選択し、評価することになる。

【分析できているかの評価】

分析とは、観察した結果について考えて出された事象についてのデータを理解することである。背後にある流れを見きわめて評価する。

【仮説化ができているかを評価する】

　仮説は、何が起こったのか、今後どのようなことが起こり得るのかを認識していないと立てられない。仮説を立てることで、新しい状況へ適用できるかを評価する。

　指摘、分析、仮説化の3つの評価を「振り返り」評価という。体験を振り返り、評価することがOJT評価である。

12 看護継続教育の一環がOJTである

ナースのOJTは、リーダーがフォロワーに対してロールモデルとなって看護職としての専門性を伝承するのみならず、ナースである前に1人の人間として思考し行動することを教える継続看護教育の1つの形態である。

ナースは専門性と人間性のいずれにも社会的責任が問われる。ナースのOJTは、ナースが社会的責任を果たすための中核となる継続教育システムである。

1 継続教育の目的

継続教育は基礎教育の上に積み上げられる学習経験である。体系的に計画された学習、個々人が自律的に積み重ねる学習、研究活動を通じた学習など形態はさまざまである。すでに述べたとおり、プリセプターシップ、スーパービジョンおよびOJTは継続教育の主要な柱である。

専門職は学び続けなければならない。専門職は技を磨き続けなければならない。専門職は免許を与えられたときから生涯教育を覚悟しなければならない。

しかし、継続教育の目的はこうしたことだけではない。継続教育は自省する場でもある。主体的にキャリア開発を図り、自己実現していくために自省は欠かせない。自らを省みる謙虚な心がなければ、学びや技の習得はうまくいかない。

　医療職の業務領域が拡大しつつある。現在、36,000以上の遺伝子が発見され、ヒトゲノム研究に基づく遺伝子治療をはじめ、高度で複雑な最新の医療技術が開発されてきている。人体に悪い影響を及ぼす遺伝子を活性化させない工夫としてセルフケア、つまり個々が予防的見地に立って日常生活を送るための、生活習慣や保健的処置の指導も医療職の業務領域に含まれてきた。その分、継続教育の必要性も増している。

　さらに、医療職には「人間が」「人間に対して」「人間として」キュアあるいはケアする責務があるから、全人格的教育が求められている。医療職の継続教育の目的は、医療職者の養成、能力開発を支援する能力の習得、科学的根拠に基づく医療実践を可能とする研究あるいは理論の開発等がある。継続教育は医療職者個人が自己実現に向けて主体的にキャリア開発を図るうえで、必要不可欠の過程である。

　継続教育とは、基礎教育の上に積み上げられる学習経験であり、体系的に計画された学習や個々人が自律的に積み重ねる学習、研究活動を通じた学習などさまざまな形態をとることができる。医療職者は、社会のニーズや各個人の能力および生活（ライフサイクル）に応じてキャリアをデザインし、自己の責任でその目標達成に必要な能力の向上に取り組まなければならない。一定の組織の中でキャリアを開発しようとする場合には、その組織の目標を踏まえたキャリアデザインが求められるからリーダーはフォロワーのキャリアデザインを支援する必要がある。

2 継続教育は成人教育である

　継続教育は成人教育の原理にのっとって行わなければならない。これが大前提である。成人教育の原理として、米国の成人教育学の父といわれているリンデマンの教えがある。「自己概念の変化、経験の重要性、学習へのレディネスおよび時間的観点」この4つを成人学習の前提とした理論である。

　レディネスとは、自らの役割を果たすために学習の必要性や意義を感じて学ぼうとする気持ちの準備状態を指す。

　時間的観点とは、将来役に立つという考えから、学ぶこと自体の楽しさなど具体的目的によって変化することをいう（図表30）。

　リンデマンは教育と生活の関連を説き、学習者自身が「学習への要求や関心」を抱いたときに学習によって動機づけられると述べ、自己決定のもとで自己主導的に学習するという自己概念の変化、学習者自

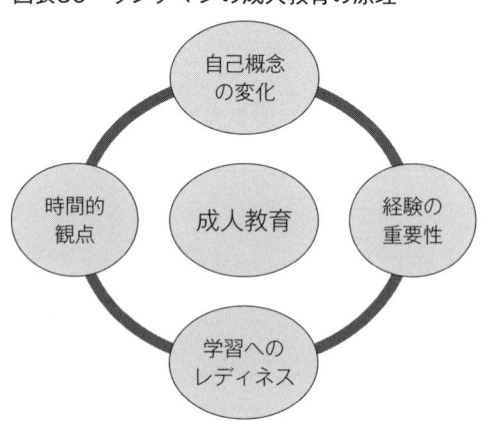

図表30　リンデマンの成人教育の原理

身の経験が持つ学習への役割も示している。

　OJTは、リーダーがフォロワーを教育するにとどまらず、成人教育の原理に基づいた自己啓発が欠かせないし、啓発できる可能性を高めなければならない。しかしながらナースが1人しかいない診療所に体系的、継続的な集合教育による継続制度の導入を求めるとしたらOJTを実現する可能性が低い「絵に描いた餅」になりかねない。医療機関等の特性を踏まえて、施設の状況に合った独自の教育システムを築く必要がある。それには段階的に実現できる可能性を高めて、体制を整備するという観点が必要である。段階的ということは院内（施設内）でできるものは何かを考察することでもある。集合教育が困難であっても、ある範囲の機会教育（OJT）はできるなどということもある。

3　社会から期待される役割を果たす

　看護教育機関を卒業し、医療機関に入職したあとの教育を「卒後教育」と呼ぶこともあるし、「看護継続教育」ということもある。看護職は、国家資格を取得した日から能力を高めなければならない責務がある。いや、免許を受けた日のみならず看護学校に入学したときからかもしれない。

　環境の変化に対応し、専門職として社会から期待される役割を果たすためにも、看護職には、生涯をとおして学習し、能力を開発する責務がある。

　責務を果たす視点の1つが「もし、私があなただったら」という考え方である。それは、クライアントの人間性と人格を尊重し、クライアントと互いの考えや主張を交換し合える人間関係の醸成にほかなら

ない。

　看護継続教育の目的は、医療専門職としてナースが常に最善のキュアおよびケアを提供するために必要な知識、技術および態度の向上を促すことを目的にしている。看護職は経験が長いだけのプロでは真の専門職とはいえない。今、新たな専門職への脱皮を迫られている。脱皮の方向は、プロフェッショナル・アマチュア志向である。医療には科学的根拠が必要なため、すべての看護職はさらなるプロフェッショナルを目指さなければならないのは当然であるが、新しいことを受け入れて新しいことに挑戦するアマチュアとしての姿勢や行動が求められている。

　看護職は絶えず新しい医療や看護の知識と学会等で認知された新規技術を看護業務に応用しなければならない。新しい知識、技術を知るためにすべての看護職は、専門誌を定期的に購読し、少なくても1つの学術学会の会員でなければならない。

　D. マグレガーは、経営管理者の管理行動を研究して、「人間は目標のために進んで働くし、自己実現の欲求が満たされれば献身的に目標達成に尽くす」というY理論を構築した（1960年）。E. C. シュレイは、結果の割りつけによる経営の重要性を説き、目標とは期待する成果であるという見解を示した（1961年）。

4　看護継続教育制度の策定のポイント

　看護継続教育は看護職に就いている者の生涯にわたる責務であり、その意味からすると自己責任の領域と位置づけることもできる。しかし、看護継続教育は医療職雇用者の責務の1つである。医療職雇用者は組織で提供される医療技術と医療サービスの質を維持し向上させる

ために、医療職者の継続教育を構築あるいは支援する責任を負っている。この医療職雇用者とは経営者、管理監督者などを含めた広義の医療雇用者である。継続教育制度の策定は、医療雇用者の経営責任あるいは管理責任である。職員の能力を維持向上させるための仕組みであり、実践のための根拠になるからである。

まずは、院内における継続教育の現状を測定あるいは評価する。現状が納得できるものかどうか、補える領域はどこかを洗い出す。

そして、看護継続教育に責任を持つ部署または責任者を明確化する。教育費用は経費ではなく原価である。経費というとらえ方をすると、利益が計上できない場合には教育は「ムダ」あるいは「後回し」となり、休止ということになりかねない。

継続教育は予算計画に基づき教育活動に必要な予算が確保され、その妥当性を毎年評価しなければならない。教育活動はすべて記録し、データベースに保管する。それを定期的に公開し、管理された記録は記録開示の基準に従って第三者機関に提出し閲覧する。

以下は、看護継続教育制度の策定の骨組みである。

(1) 新人看護職教育

基礎教育終了直後に行われる教育であり、基礎教育終了直後からおおむね1人で業務を任せられるようになる6カ月から1年までの新人看護職員を対象とする。基礎教育で修得した実践能力を発展させ、専門職としての感性、態度を養い、キャリア形成の基礎を築くための基盤である。新人看護教育は対象者の受講機会を保証するために職場の同僚、管理者、雇用者の後押しが欠かせない。

⑵　ジェネラリストとしての能力を開発する教育

　看護職がクライアントに質の高い看護技術あるいは看護サービスを提供するために必要である。目的は根拠に基づく看護の実践能力の向上およびスペシャリストを活用する能力の開発であり、看護職者としての態度、感性を洗練させる教育でもある。

⑶　特定領域のスペシャリストを育成する教育

　特定領域における高度な医療実践能力の開発、維持および向上が主な目的である。2つの領域があり、1つめは、特定の看護分野において熟練した看護技術と知識を活用して医療実践ができ、他の看護職者のキュアやケアの技術向上をリードできる専門職者の育成である。医療機関や学会で行われているスペシャリスト養成システム、職域団体の認定教育課程などがこれに該当する。

　もう1つは、専門領域において卓越した看護実践能力を持ち、さらに多職種との協働を進めるうえで必要な対人関係能力や管理能力、そして専門領域のキュアやケアの質を向上させるための研究能力を持つ高度看護職を育成することを目的とした領域である。

⑷　教育者・研究者を育成する教育

　優れた看護専門職者を養成し、その能力開発を支援する能力、理論および科学的根拠に基づく実践を可能とするための研究や理論開発能力の育成を目的とした教育である。

5　独自の看護継続教育制度を構築する

　医療機関の特性を踏まえて独自の看護継続教育制度を構築する。現

状を詳細に観察して、臨床業務と教育実践が医療機関等の特性に合っているのか点検する必要がある（図表31）。

a　看護業務のための標準手順書の作成と標準手順の実施

　看護職者間のバラツキをなくし、課題の発見を容易にする。

b　内部委員会および外部機関によるアセスメントの実施および教育の実施

　院内に委員会を設置しアセスメントを実施するとともに、第三者公平機関による評価制度を導入する。

c　職場単位あるいは施設全体の教育の企画と推進

　教育体系が看護ニーズに合致しているかを診断する。合致していない場合は合致させるか、院外の教育機関を活用した教育を実施する。看護継続教育の真の目的は、看護職に満足感や納得感を醸成することにある。

d　看護継続教育にはロールモデルが必須

　看護継続教育には「まねて」「学び」「挑戦する」視点が求められる。とりわけ、OJTにはフォロワーがまねしたいと思えるリーダーの存在が欠かせない。

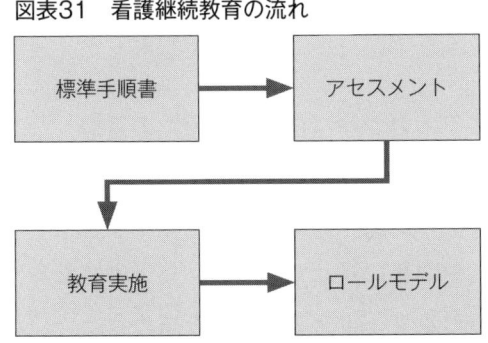

図表31　看護継続教育の流れ

```
┌──────────┐      ┌──────────┐
│ 標準手順書 │ ───→ │ アセスメント │
└──────────┘      └─────┬────┘
                              │
        ┌─────────────────────┘
        ↓
┌──────────┐      ┌──────────┐
│  教育実施  │ ───→ │ ロールモデル │
└──────────┘      └──────────┘
```

看護継続教育におけるOJTには育成ビジョンが必要である。OJTの対象は看護職一人ひとりである。一人ひとりではあるけれど、看護継続教育の一環であるから、育成ビジョンがないとすると場当たり的な育成になりかねない。OJTはリーダーがフォロワーである看護職を育成する仕組みであるが、職場ぐるみの意図的、継続的な看護継続教育との循環がなければ展開していかない。

　OJTは、職場として臨床に必要となる能力をリーダーがフォロワーに対して意図的、継続的に研鑽していくために欠かせない仕組みである。

　ナースのOJTに求められるビジョンとは、リーダーおよびフォロワーの「心を磨く種」ではないだろうか。困ったことは直し、慢性化しつつある固定的・硬直的なものの見方を是正し、アクティブな行動をして実績と成果を上げるための心の種である。OJTで得られたリーダーおよびフォロワーの気づきは看護継続教育の根幹になる。

6　自己効力と看護実践能力を高める

　リーダーは、フォロワーに看護実践能力を段階的に修得させる必要がある。まずは、セルフ・エフィカシー（自己効力）を習得させる。そのうえで、看護実践能力を段階的に向上させなければならない。

(1)　セルフ・エフィカシー（自己効力感）の習得

　セルフ・エフィカシーとは、やれる、したいという意欲である。セルフ・エフィカシーが強い人物は自信をもって成果を出すために努力をするし、失敗や困難に対してもくじけない耐性を身につけている。

　フォロワーのセルフ・エフィカシーを高めるためには少なくとも3

つの手順がある。1つは、段階的な看護実践能力を明示する。そして、より上位な能力に挑戦させて習得させる。2つは、実践した看護場面を行動レベルで記述させて、出来ばえを自己評価することができる能力を習得させる。3つは、臨床実践能力を分析することができるメソッドを教示し、自己課題を発見させる。

セルフ・エフィカシーを高めるためのツールとしては看護に必要な情報、格率および経験知がある。

①看護に必要な情報

看護に必要な情報は、KnowledgeとIntelligenceによって得られる。Knowledgeは、研究、観察、経験などから得たまとまった情報であり、事実として確立した知識である。看護に精通し熟知するために必要となる知識である。Intelligenceは、知能、理解力、思考力である。看護師としての聡明さや知性を育むものである。

②格率

行為や論理の規則を簡潔に表した意表（言葉）である。熟練した実践行為に対する簡潔な記述をいう。指示されたことがどのような意味を持っているのを理解させるための解説書や手順書などもこの範疇である。

③経験知

看護に必要な知覚や感覚、さらには倫理的行為や知的活動を含む体験によって知覚され自覚されたものが経験知である。実践してみて得られた経験知であり、実際に体験してみると思い込みとは違ったなど誤りを認識したときに得られる経験知でもある。

経験知は形式知と暗黙知がある。形式知は手引き化や手順化することができる（格率化）ものであり、暗黙知は手引き化や手順化することができない勘やコツなどである。

高次なセルフ・エフィカシーには暗黙知の修得が欠かせない。

(2) 看護実践能力の段階的な向上

リーダーは、フォロワーの看護実践能力を段階的に高めていく必要がある。看護実践能力の主たるものは7つほどある。

① 診断機能およびモニタリング機能
② 緊急事態や不測の事態に対応する管理
③ 治療的な介入と療法の施行
④ ヘルスケアの実践
⑤ 医療・看護ケアのためのチームの編成と維持
⑥ 癒しなど援助的役割
⑦ 患者のレディネスの把握と手解き

看護実践能力を段階的に高めるためのモデルを2つあげておきたい。パトリシア・ベナーとドレイファ兄弟によるモデルである。

パトリシア・ベナーは、臨床で行われている看護実践を対象として、ナースの語った言葉を質的に分析して研究の成果とした。看護師として知らない者はいないほど名高い「初心者から達人へ」(初心者、新人、一人前、中堅および達人の5段階) である。

ドレイファ兄弟は、「エキスパート・システム (人工知能) は、決して人間のエキスパート (達人) のレベルには到達できない」ことを主張し証明した。それが、「技能修得の5段階モデル」(初心者、上達した初心者、上級者、熟達者およびエキスパートの5段階) である。

7 ナースのOJTに求められるもの

本項は第1部「ナースのOJT」の集約である。リーダーは、「教え

の哲学」をもってフォロワーを育成しなければならない。そこで、「教えの哲学」とは何かが問われる。リーダーには、根本原理を統一的に把握したうえでOJTを実践する能力が求められる。

教えとは、望ましい知識、技術、規範などの学習に働きかける諸活動である。教えの哲学とは、経験や知見によって築き上げた教えの根底となる人生観や世界観であり、教えを貫く基本的な信念である。それゆえに、リーダーには以下のパーソンイメージ（人物像）が求められるのである。

(1) 教育愛が求められる

教育愛とは、リーダーのフォロワーに対する教育活動の根幹を成す愛である。教育愛の愛とは思いやりであり、リーダーが自らを犠牲にしてフォロワーをあまねく、限りなく慈しむことである。OJTにおけるリーダーの教育愛はおおよそ3つに集約することができる。
①リーダーが高見に居て追いつくことを待つ
　これは、看護管理者を育成する場面において有効である。
②リーダーが高見の到達点を示す
　これは、更なる専門性を求めさせる場面において有効である。
③後押しをして高見に到達させる
　これは、新人ナースや中堅ナースを育成する場面において有効である。

(2) エロスが求められる

OJTはエロスがないと立ち行かなくなる。そもそもエロスとはギリシャ神話の愛の神であるが、欠けたものへの渇望である。つまりは、フォロワーに欠けているものを満たしてあげたいという熱い想いであ

る。熱い想いを形成する源泉になるものが正しいと信ずることおよび真善美である。

　正しいと信ずるためには邪と向き合い、邪を排除しなければならない。邪とはよこしまなことである。違法、脱法、虚偽、偽装、隠蔽など邪は全て排斥しなければならない。正しい法律の1つとして保助看法がある。リーダーは保助看法に違反あるいは抵触する行為を決してしてはならないし、フォロワーにもさせてはならない。

　真善美とは、認識上の真、倫理上の善、美学上の美、つまりは、人間として目指すべき普遍妥当な価値観である。真善美の主たるものの1つが看護倫理である。

(3) 組織貢献が求められる

　組織貢献とは、理念を具現化して、「組織のために行動する」ことである。理念とは実践の根底である根本的な考え方であり、主たるものは看護理念である。「組織のために行動する」とは、組織の一員として組織の目的や目標を達成するために当事者意識をもって行動することである。組織行動の主たる指針は看護部の方針である。

①看護理念の共有

　看護理念の共有なくしてリーダーもフォロワーも立ち位置を決めることはできない。ナースのOJTの立ち位置を決める規範が看護理念である。

　そこで、看護理念を例示しておきたい。

【看護理念の例示】

　患者および家族の価値観を理解し、生命および人権を尊重し、安全・安楽・安心への専門性とQOL（quality of life）の向上に配慮した質の高い看護を提供する。

②看護部の方針

　OJTの指針は看護の方針である。方針は進むべき道を指し示すものである。看護の方針がないとOJTは進む方向が定まらない。看護の方針を例示すると次のようなものになる。

　1　専門的知識と技術によって苦痛の緩和に努め、QOLを高める看護ケアを提供する。
　2　専門職業人として自己研鑽に努め看護の質の向上に努める。
　3　業務改善を推進するとともに経済上かつ運営上の効率を上げる。
　4　医療チームの一員として役割を果たし、地域の人々との連携を深める。

(4)　患者貢献が求められる

　ナースのOJTの目的の一つは、患者のQOLを高めるために看護ケアを提供することである。患者なくしてナースなしである。QOLとは、Quality（質）とLife（生命・生活・生きることの中味）である。

①生きることの質

　身体的には痛みや苦痛がない。心理的には不安や心配がない。社会的には人間関係が良好であり職場での役割が果たせる。倫理的には自分自身の生き方に充実感をもっていて満足のできる状態にある。

　日常生活に支障がなく、よく食べ、よく眠れ、排泄に支障がなく、疼痛がなく、たとえ、あっても苦痛にならない。さらに、心理的に安定し、職場や家庭・学校など社会環境において人間関係に支障がなく十分に役割を果たすことができる。集約すると、生きがいを持って充実した日々を送ることである。

② QOLを高める看護行動

　QOLを高める看護行動の対象は健康人、病人および死に逝く人で

ある。健康な人には、健康の保持増進、疾病予防および早期発見である。病気の人には、健康の回復である。死にゆく人には、苦痛からの開放、生の充実および安らかな死への援助である。

(5) フォロワーを高次な看護師に育てる

　リーダーにはフォロワーを高次な看護師に育てる責務がある。高次の看護師を育成するためには、まずは、一人前の看護師にしなければならない。一人前の看護師とは、看護管理者の命を受け看護業務を遂行し、看護補助者に対して業務上必要な指示や指導ができる人物である。

　一人前の看護師が行う具体的な行動には以下のことがある。
≪具体的な行動≫
１．患者に関する情報収集、看護計画の立案

　患者の健康に関する情報を収集し、看護上の問題を把握する。そして、問題の優先度を決定し、その目標および具体策を立案する。看護実践は看護計画ありきである。看護計画に基づいて看護実践することになるが、看護計画には情報の収集は欠かすことはできない。

　情報を収集するポイントは４つある。
　① 疾病及び全身状態に関する情報
　② 患者背景に関する情報（経済的側面・社会的側面等）
　③ 疾病に対する認識と治療に対する理解度
　④ 家庭での生活習慣についての情報
２．療養上の世話

　療養上の世話に関する看護行為を例示すると以下のとおりである。
　１）身体の清潔
　２）服薬指導

3）食事の世話

4）観察

5）排泄の世話

6）身の回りの世話

7）体位変換等安楽への援助

8）自立への援助

9）睡眠への援助

10）患者移動への援助

11）生活指導

12）退院時指導

13）精神的援助

14）看護用品の整備・取り扱い

15）環境整備

3．診療の補助

　診療の補助であるから指示が前提である。医師の指示にしたがって補助する対象は以下のとおりである。しかし、時代は、看護師に医療行為の拡大を求めている。診療に関する知見や手技もナースのOJTの範疇として認識しておきたい。

1）診察・治療の準備と介助

2）諸検査の準備と介助

3）各種測定

4）医師への報告・連絡および指示受け

5）医療器具・診療材料の取り扱い

4．看護業務

　保助看法に定める療養上の世話および診療の補助を有効のものにするために欠かすことができない看護業務がある。例示すると次のとお

りである。
1）入院・退院時の世話
2）看護記録
3）報告・引継ぎ
4）患者および家族への連絡
5）家族の指導、相談
6）死後の処置
7）看護管理者への報告
8）他部門との連絡・調整
9）患者の看護に関すること及び看護の質向上に関するデータの収集

第2部

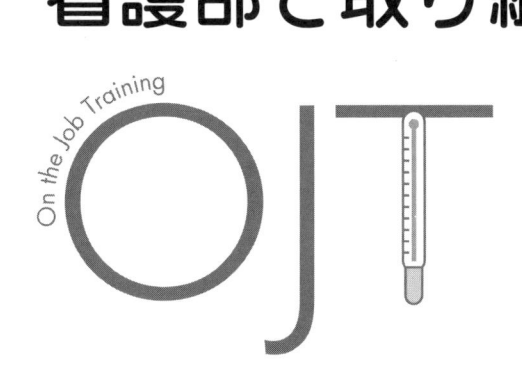

実践 看護部で取り組む OJT
On the Job Training

諏訪免典子

OJT
On the Job Training

1 ナースの看護実践能力を把握する

　OJTリーダーは、フォロワーの看護実践能力を高めさせることが主要な役割である。OJTリーダーはフォロワーと真正面に向き合い、問いかけて、フォロワーの育成意識を向上させる。

1　何のために向き合い、何のために問いかけるか

　フォロワーの看護実践能力を向上させるためである。フォロワーの現有能力は、カンファレンスでの発言、看護記録に記載している内容、同僚の本人に対する評価などからある程度は把握できる。フォロワーの現有能力を自己認識させ、フォロワーの学びたいという意欲を喚起させるために向き合う。
　フォロワーへ問いかける対象は看護実践能力である。看護の基本に関する実践能力に対するものと看護実践の中でさらなる研鑽をしてもらいたい能力がある。看護の基本に関する実践能力は、基本的責務に関するものと倫理的実践にかかわるものがある。看護実践の中で研鑽するものには、専門性の向上、看護品質の改善および継続学習がある。

2 看護の基本に関する実践能力

　看護の基本に関する実践能力に対する問いかけは、基本的責務および倫理的実践の2つの領域がある。OJTリーダーがフォロワーに問いかけるよりも、まずは、フォロワー自身に「……しているか」という形式にしてすべて自己対話、つまり一人称で行わせる。

(1) **基本的責務**
①私は、看護ケアを実施するとき、患者に目的と方法を説明し、同意を得ているか。
②私は、看護ケアを求められたとき、自分の現在の能力で果たせるかを判断して、実施するかどうかを決めているか。
③私は、患者に今の病状について聞かれたとき、看護師として責任を負える範囲で説明しているか。
④私は、患者や家族に不安を抱かせないように、提供する看護ケアの効果とリスクについて説明しているか。

　こうした4つの問いかけを自己対話して、「……していない」と判断したときには、OJTリーダーに報告させる。出来ていないことを報告することには躊躇、いや恥ずかしさがあるものだが、それを超えさせることがOJTリーダーの役割である。そのために、OJTリーダーには受容力と共感力が求められる。

(2) **倫理的実践**
①私は、患者が治療について十分に納得していないと察したとき、気持ちや疑問を表出できるようにしている。

②私は、患者が診断や治療について医師に聞けないで困っているとき、代弁者としての役割を果たしている。
③私は、患者の尊厳を守ることを意識しながら日常生活援助を行っている。
④私は、看護師として知り得た患者の個人情報を、外部に漏れることがないように守秘している。
⑤私は、日常生活援助を行うとき、その必要性と選択肢を説明した上で、患者の希望を尊重して実施している。
⑥私は、看護ケア上の倫理的問題に気づいたとき、把握した状況を上司や同僚に報告・相談している。

こうした6つの問いかけは、「日々の看護ノート」を作成させて、そのノートの記載必須項目にさせることがポイントである。6つの項目それぞれについて、日々、「yes or no」をマークさせることがよい。しかし、yes と no の評価には定性的なことが多くなるから本人の気づきなくして能力を向上させることが出来にくい。

3 看護実践のなかで研鑽する能力

看護の専門性および看護の質は、体験学習なくして向上なしである。看護実践においておざなりになりがちな事柄は、自己認識を促すことがよい。OJT リーダーが定期的あるいは随意に質問するとよい。

(1) 専門性の向上
①常に看護実践の根拠を意識して看護ケアを行っているか。
②看護職能団体（看護協会等）や学習会から発信される情報に目をとおしているか。

③看護職の役割と機能が患者や家族に伝わるように、看護ケアを行っているか。
④看護の専門性や独自性を明確にして、他の医療チームメンバーと協働しているか。

(2) 看護品質の改善
①看護部の看護手順やマニュアルが、最新の知見に基づいているかどうかを、確認しながら活用しているか。
②職場で問題となった業務については看護管理者や看護スタッフと話し合い、改善に取り組んでいるか。
③病院のアメニティ（設備・備品）が患者にとって不具合であれば、使用しやすいように調整しているか。

(3) 体験学習
①実施した看護技術の評価を行い、スキルアップを図っているか。
②わからないことがあったら、文献で調べ、先輩看護師、医師などに質問し解決しているか。
③専門職として能力を維持、向上させるために研修会・学会に参加しているか。
④看護師としての今後の目標を明確にし、それに向かって自己研鑽しているか。

OJT

2 ロールモデル

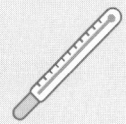

　フォロワーはリーダーの業務に対する姿勢から、多くのものを学ぶ。看護業務に対する取り組む姿勢や態度、さらには看護観などリーダーの日々の行動から大きな影響を受ける。

　管理者やリーダーが、部下やフォロワーに対して看護業務における役割を模範演技して手本を示すことを、ロールモデルという。百聞は一見に如かず、である。実際の場面や演技を見ることで理解が促進できる。OJTリーダーが、フォロワーに看護業務を口頭や資料を用いて説明するだけではなく、実際の看護業務の仕方を見せるか、演技をして見せる。そして、OJTリーダーが行ったことを実践させる。

　ロールモデルにおけるOJTリーダーの役割は、正しいモデルを示すことが必要である。

　ロールモデルにおけるOJTリーダーのやり方は3つある。1つめは、範を示す示範（しはん）である。2つめは、先立って模範を示す率先垂範（そっせんすいはん）である。3つめは、絶えずOJTリーダーがまずは先頭立って実践する率先躬行（そっせんきゅうこう）である。

　OJTにおける示範、率先垂範および率先躬行の留意点は以下のとおりである。

1 示範の留意点

フォロワーに対する留意点は以下の3つである。

(1) フォロワーの手ごたえや態度を観察する

フォロワーは、OJTリーダーは出来て当たり前と思いがちである。そうした気持ちでいるとフォロワーは傍観者になりかねない。フォロワーが自分は知識がないし、実践する能力もないという気持ちでいるようでは、効果は覚束ない。

OJTリーダーはフォロワーの顔の表情などをよくよく観察し、「人を見て法を説け」の姿勢で対応する。

(2) 実際の看護業務どおり手順どおり順序だてて行う

説明する、実践する、実践させる、この3つの段階を踏んで行う。段階ごとにフォロワーの手ごたえを見ながら、緩急をつけて行う。

(3) 自信をもって、しかも普段どおり行う

OJTリーダーが戸惑ったり、手順を間違えたりでは逆効果になりかねない。OJTリーダーは、難しいことを示範するのではなく、普段どおりのいつものことをいつもどおり行う必要がある。

示範の成果は、OJTリーダーの行動にフォロワーが共感し、自己変容したいと思ったときに効果がでる。これが、正しいやり方なのか、自分もしてみたいという受容することなくして効果は期待できない。

2 率先垂範の留意点

フォロワーに対する留意点は以下の3つである。

(1) 看護マニュアルや看護手引きなど組織が決めたことを実践する

OJTリーダーが看護師として正しいあり方を率先して示すだけでもフォロワーを動機づけることができる。

率先垂範は、フォロワーを感化することではない。感化とは、相手のこころを変えさせることをいう。

(2) 定着化させるようにする

OJTリーダーがたった1回モデルを示しただけで、フォロワーが修得できるものではない。短時間で効果がないからといってあきらめてはいけない。

(3) 高圧的な態度はタブーである

OJTリーダーが自分の実力を誇示するために率先垂範があるのではない。高圧的な言い振りや強制的な押し付けでは効果はあがらない。

3 率先躬行の留意点

フォロワーに対する留意点は以下の9つである。

(1) 自ら実践する

OJTリーダーが実際にやる。少なくとも3回は行う。

(2) 実践していることを見せる

　フォロワーに観察させる。3回とも観察させる。1度目より、2度目、2度目より3度目と見る個所が変わっていたらしめたものである。

(3) ポイントを説明する

　ポイントとは、OJTリーダー自身が感じる難易度などのポイントではなく、正しい看護実践をさせるためにフォロワーの視点に立ったポイントである。

(4) 理解度を確認する

　時に、質問などをして理解度を確認する。

(5) 実践させる

　そして、フォロワーに実践させる。3回は実践させたい。

(6) 克明に観察する

　フォロワーの行動を克明に観察する。フォロワーにとって些細なことと思っても、看護実践では重要なことはある。手抜きや手順違いも結果オーライにしてはいけない。

(7) 良くできた個所を記録する

　人は叱られて育つこともあるが、大概は褒められるから育つのである。フォロワーが良くできたところを具体的に記録する。

(8) 良いところを褒める

　単なる、褒め言葉は逆効果になりかねない。記録した良い個所を

フィードバックして褒める。

(9) **自信を持たせる**
　成功体験は人を成長させる。失敗体験も人を成長させる。失敗を叱るのではなく、どうすれば良くなるのか対話をしつつ、気づきを待つことも必要である。

3 読ませる、話をさせる、書かせる

読ませる、話をさせる、書かせるという行為は、ナースのOJTの基本中の基本である。

ナースは、読み、話し、書く機会が多い職種である。組織的に看護活動においては読み、話し、書くは、欠かせない行為である。特に、話す、書くという行為は組織的な意思を伝達する手段として行われるから、組織的な意思決定を逸脱した独りよがりなやり方では具合が悪い。

OJTリーダーは、次の点に配慮をして指導すると効果が期待できる。

1 読ませる

次の3つのポイントがある。

(1) 看護関連の文献および論文を読ませる

看護業務をスムーズに進めるためには看護に関連する素材を読み込ませる必要がある。知識を整理し、必要な情報を習得するためである。文献や論文は学習意欲なくして読むことはできない。文献や論文を指定して、積極的に読ませる。リーダー自身が読んだことがないものは

リーダーもフォロワーと並行して読むとよい。

(2) フォロワーの意欲を駆り立てる

　無理やり読んでも途中で投げ出しかねない。興味がないものを押し付けられても身に付くことはない。フォロワーはどのようなことに興味をもっているのか、対話によって把握する。まずは、興味を喚起して、読む気にさせることもリーダーの役目である。

(3) 看護実践に活用させるように指導する

　知識を増やすだけではなく、看護実践に活用させる。知識は、実践に活用されてこそ身につくものである。

2 話をさせる

次の4つのポイントがある。

(1) 話す場をつくる

　知識を整理して、あれこれ思考し、言語化するために話をすることは効果がある。カンファレンスにおいて発言する、看護研究の成果を発表する、こうした場を設定する。話す場づくりをして、話し方を指導する。

(2) 事前に十分に指導する

　誰でも人前で説明するにしても、人を相手にして講義をするにしても緊張するものである。緊張を緩和するためにもリハーサルは欠かせない。説明内容を吟味し、時間配分などを指導する。リハーサルをし

ても上手くいかないことはあるが、リハーサルをしていると、良かったところと悔いが残るところを整理することができる。

　ぶっつけ本番で話をさせると、仮に失敗したとなると立ち直れないほどのダメージを受けることが多い。そうなると、看護実践への取り組みも消極的になりかねない。

(3) 好ましくない癖を直させる

　話し方の癖は個性でもある。個性はなるべく尊重するにかぎる。それでも日頃、気がついているもののうち、聞きづらいものあるいは不快感を与えそうなものは、指摘し、改めさせたい。

(4) レジュメや手引きを作成させる

　説明も講義も聞く相手が理解できてこそ価値がある。話に道筋をつけ、訴求点を明確にすることで理解を促進することができる。そのために、レジュメや手引きなどの作成の仕方やコツを指導する。

3　書かせる

次の2つのポイントがある。

(1) 事実を書く

　書くという行為は実に面倒な作業である。しかし、ナースは、業務日報や看護記録など日々の定型的な業務を記録するために書くことが義務づけられているし、目標管理や看護研究など非定型な様式に書くことも少なくない。書くことはナースの責務と言ってよい。

　ナースの書くという行為は、現実にペンで文字や数字を書くよりも

パソコンや端末機のキーボード上で入力する比率が増えつつある。気軽に書くということになるとフォロワーがリーダーよりもメールに手馴れている分、優れているようにも思えるが、時間を追って書くとか、処置した事実を書くということになると、OJTリーダーが指導をしないと友達言葉どころか絵文字入りの幼児語だらけの看護記録になりかねない。

(2) 書き方を教える

　主語と述語の使い方が分かっていない、起承転結文を作成することができない、報告文が書けない、話し言葉で記述しているなど書く能力の低さに腹ただしさを覚え、教える気分にもならないというOJTリーダーもいるに違いない。

　文字も文章は手習いである。教えられて、教えられたとおりに書くことによって書く能力が上達する。書く能力は意図的に根気よく指導していくしかない。OJTリーダーとフォロワーの交換日誌の作成など日々の研鑽なくして書く能力は高まらない。

OJT

4 権限の委譲

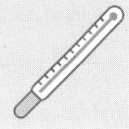

　OJT の究極の目的は、リーダーの技量まで到達させて、いずれはリーダーを追い越させることである。追いつけ、追い越せの観点からすると、権限委譲は OJT の神髄ということができる。

　権限委譲とは、業務を遂行する権限を委譲することであるが、勘違いしてはならないことがある。それは、責任を委譲してはならないということである。

1 権限委譲の前提

　闇雲に任せることではない。フォロワーの能力や実践の仕方がほぼ OJT リーダーに近いということが大前提である。相手の行動や能力を信頼しているからこそ、権限委譲できるのである。

　フォロワーを育成するために動機づけるメソッド（方策）が権限委譲である。リーダーに信頼されている実感がないフォロワーに権限委譲をしても嫌な仕事を押し付けてきた程度にしか思われない。リーダーに信頼されているから、高い目標を持たされ、挑戦する機会が与えられたという前提なしに権限委譲は上手くいかない。

2 権限委譲の効果

フォロワーの能力育成を主眼においた方策が権限委譲であるが、育成のほかにも以下のような効果がある。

①リーダーが不在の場合でも業務が停滞しない
②リーダーに時間的なゆとりが生まれるから看護業務の質を高めることができる
③フォロワーがOJTリーダーの仕事を理解することによって互いの人間関係が良好になる
④リーダー、管理者の後継者づくりに役立つ
⑤その結果、リーダーや管理者の配置転換が容易になる

3 権限委譲を行うときの留意点

(1) フォロワーの能力に応じて権限委譲をする
①権限は一度に委譲しないで、フォロワーの能力程度に応じて順次に委譲する
②出来ることを確認して、権限委譲する範囲を拡大していく

(2) 焦点はフォロワーの育成である
①OJTリーダーが忙しいときに、権限委譲をして、忙しくなくなったら権限委譲を引き上げるなどというご都合主義的な権限委譲では、フォロワーはやる気をなくしかねない

②フォロワーに少しずつ目標を高めていくことが効果的なOJTであることを認識して、権限委譲の順次な拡大を行う

(3) 責任は委譲しない
①権限委譲にとって最もしてはいけないことはOJTリーダーの責任回避である
②OJTリーダーは責任回避をすることなくして、責任を認識して解決する

(4) 業務を遂行するために必要なデータや情報を提供する
①権限を有効に機能させるためにフォロワーに必要なデータや情報を提供する
②フォロワーが権限を行使するためには必要なデータや情報があるということをOJTリーダーは認識しなければならない

(5) 当事者意識を持たせる
①フォロワーが権限を行使する当事者であるということを教え、フォロワーが権限行使の主体であることを尊重して見守らなければならない
②フォロワーが業務の進め方を工夫するように支援する

(6) 適宜な報告をさせる
①任せたら任せきりでは権限委譲ではなく放任管理であるから定期的あるいは不定期に適宜な報告を求めなければならない
②OJTリーダーはフォロワーの仕事ぶりに関心をはらい、必要な助言や指導をする

(7) 成功へと導く

① OJT リーダーは、権限委譲した業務が良い成果を出すように支援する

② OJT リーダーは、権限委譲した業務が上手くいかなかった場合は経過を振り返らせて、不具合の洗い出しをさせる

5 業務の割り当て

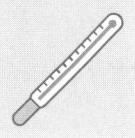

　OJT は、対象を具体化することであり、手始めは業務の割当てにある。フォロワーの能力からして不可能な対象を割当てしても業務が混乱し、不都合が発生する。さりとて、容易に出来る程度の業務を割当てても育成的ではない。そこで、困難ではあるが不可能ではない程度の難易度の業務を割当てることになる。

　具体的には、以下の 2 つの観点から割当てるとよい。

(1)　業務を割当てるときの留意点
①漏れや重複がないようにする
②フォロワーが体験した業務に関連性がある業務を割当て対象とする
③内容や難易度を勘案して割当てる
④フォロワーの能力からみて、まずは若干高度な業務を割当てて段階
　を踏んで困難ではあるが不可能ではない業務を割当てる

(2)　フォロワーを育成するという視点に立って対象を選定する
①現有の能力を把握する
②キャリア履歴を参考にして対話を通じて体験知を把握する
③育成面談や評価面談を通じてフォロワーの挑戦したい業務を把握す

る

⑶　フォロワーに業務を割当てするときに配慮すること
①これまで担当していない業務のうち興味を持っている領域の業務を割当てる
②フォロワーが得意にしている業務に関連する業務を割当てる
③フォロワーが不得意と感じている業務を動機づけて割当て自信をつけさせる

6 傾聴力を高める

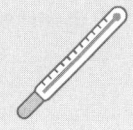

　OJTの第1歩は、リーダーとしてフォロワーの話を聴くことである。OJTリーダーは、フォロワーの言いたいことをこころと耳を傾けて注意深く聴く。起こっている事柄、意図、感情、隠れたメッセージを聴くことが、OJTリーダーの第1の責務である。

　傾聴とは、耳を傾けて聞くことである。熱心に聞くことである。熱心に聞くことではあるが、根ほりはほり聞き出すのではなくて、フォロワーの人間性を尊重することが前提となる。傾聴は、敬聴なくして実践なしである。敬聴とは謹んで聴くことである。

1 傾聴の心構え

　受容と共感の態度が必要である。傾聴のためのポイントは、7つある。
①共感しながら聴く（フォロワーの立場に立って聴く）
②評価せずに聴く（良い悪い、の評価の言葉は控える）
③アドバイスをしないで聴く
④誘導しないでフォロワーの話しの流れに沿って聴く（OJTリーダーの持つ答えに導こうとしない）

⑤掘り下げて深く聴く（それは？　それから？…などフォロワーの中に深く入っていく）
⑥結論だけを聴かない（プロセスを聴くことでフォロワーへの理解度が深まる）
⑦問題解決を急がない

(1) 聴くことを阻害する要因
　傾聴を邪魔することには、以下のようなことがある。総じて、自尊心を傷つける行為である。
①注意を払わない（聴くつもりがない）
②うわべだけで聴いている（聴くふりをして他のことを考えている）
③「聴く」のではなく「聞く」だけ（隠れたメッセージを聴かない）
④心の中で次に何を話そうか予習をしている
⑤話を遮ったり、腰を折ったり、自分のことを話し始める
⑥非難されるのでは、という防衛的感情をもつ
⑦賛成できない点だけ聴く（あら探しをしない）
⑧自分に都合のよいように聴く

(2) 傾聴を促す
　OJTリーダーが傾聴を続けることでさらなる積極的な傾聴が促進される。そうすると、フォロワーは「自分のことに興味を持って聴いてくれている」という気持ちになってくるものである。OJTリーダーが、自分のことを受け入れていると感じたときに話してみたいという気持が強くなる。OJTでは受容が傾聴を促すことになる。受容されたという感覚が生まれたときにOJTの効果が期待できる。
　受容し傾聴を促す手順は次のとおりである。

①あいづちをうつ
　　興味を示す。
　「まあ、そうですか」「そうですね」「確かに」
②うながす
　　フォロワーが話すことを促進する手順である。
　「聴かせて」「それは間違いありませんか？」「〜についてもっと聴きたいのですが」
③共感する
　　フォロワーの気持ちや考えを受けとめたことを示す手順である。
　「本当にそうですね」「よかったですね」「それは大変でしたね」「残念だったね」
④リフレイン
　　フォロワーの言葉を繰り返して返す手順である。リフレインは、詩や楽曲の中で各節の後に同じ部分を繰り返すことである。部分を繰り返すことで効果が生まれる。
　「すごく頭にきています！！」「すごく頭にきているのですね・・」
　「どうすればよいかわからないです」「そうですか…わからないですね」
⑤要約し確認する
　　フォロワーの言ったことを要約して返す手順である。
　「あなたが言いたいことは〜ということですか？」
　「つまり〜こういうことですね」
　「今の話はこんなふうに聴こえますが…」
　「この点が問題なのですね」

2 問いかける

　フォロワーに話を促し、より深く広く理解するためには問い掛けが必要である。それも効果的な問いかけが重要である。問い掛けるとは質問することである。質問とは、一般に疑問または理由をただすことであるが、コーチングOJTの問い掛けは、[問い聞く]ことである。問いかけによって、情報を収集し共有する、フォロワーの思いや考えを引き出す、フォロワーの理解を促進する、フォロワーの気づいていないことを引き出す、フォロワーの考えを顕在化させることなどができる。

　質問は、効果的でなければならない。質問は、コンテキストを「5W3H」方式で尋ねる。コンテキストとは、文章の前後の脈絡のことである。質問にはいくつかの種類がある。

(1) **拡大質問と特定質問**
　拡がりを求める問い掛けが拡大質問、特にそれと指定した問い掛けが特定質問である。
①拡大質問
　拡大質問には、文章の要領で答える質問、考えてから答える質問および探究心をおこさせる質問がある。
　「今どんな対策を考えているの？」「大事にしたいことはどんなこと？」「どんな飲み物が好きですか？」
②特定質問
　YES／NOで答える質問および単純な選択を問う質問がある。
　「対策はもう考えた？」「紅茶は好きですか？」

(2) **未来質問と過去質問**

将来から未来に向けた質問や昔のことを問い掛ける質問がある。

①未来質問

ビジョンを描かせる質問である。

「これからどうしたいのか？」

②過去質問

過去を振り返るための質問である。

「今まではどうだったのですか？」

(3) **肯定質問と否定質問**

概念としての肯定概念から問い掛ける肯定質問と否定概念から問い掛ける否定質問がある。

①肯定質問

肯定表現による質問である。

「どうしたら上手くいきますか？」

②否定質問

否定表現による質問である。

「どうして上手くいかないのですか？」

3 フィードバックする

フィードバックは一般に、結果に含まれる情報を原因に反映させ、調節をはかることである。コーチングOJTのフィードバックとは、フォロワーの行動、態度、取り組み方、実行、成果等について自分が感じたことや意見を具体的に伝えることである。

フィードバックにはポジティブ・フィードバックとネガティブ・

フィードバックの2種類がある。

(1) ポジティブ・フィードバック

　ポジティブ・フィードバックは、パフォーマンスを強化促進するめのフィードバックである。ポジティブは、肯定的あるいは積極的という意味である。パフォーマンスは、実行や成果のことである。
　フォロワーの存在を肯定し、励まし、力づけ、自信を与えるためのフィードバックである。

(2) ネガティブ・フィードバック

　パフォーマンスを改善変革するためのフィードバックである。ネガティブは、否定的あるいは消極的という意味である。ネガティブ・フィードバックは、フォロワーの「望ましくないと思われる側面」について具体的に事実として伝えることである。ネガティブ・フィードバックは、フォロワーの人柄や人格に対するものではなく、「行動」に焦点を当てることによってフォロワーが受容しやすくする配慮が必要となる。要は、フォロワーをやりこめるためのものではなく、フォロワーを大切にし、成功するように援助したいという気持ちの発露が求められる。敬意ある言葉遣いや真摯な態度をもって、フォロワーの自尊心を傷つけることなく行う必要がある。
　ネガティブ・フィードバックには、「Iメッセージ」と「YOUメッセージ」の2つの方法がる。
① 「Iメッセージ」
　Iメッセージは、自分が感じていること、フォロワーの行動によって起こった自分の気持ちを伝えるものである。自分を主体にしたメッセージである。

「私はがっかりした」「私はとても心配していたんだ」
② 「YOU メッセージ」
　YOU メッセージは、フォロワーのあり方に判断的なメッセージである。
　「あなたにはがっかりだ」「あなたはあまりマメに報告をくれないね」

(3) ネガティブ・フィードバックには、「I メッセージ」

　ネガティブ・フィードバックには、I メッセージを用いると効果的である。それは、「YOU メッセージ」は言外に意味を持たせて非難する傾向があり、フォロワーはそれに対して「防衛的」「敵対的」になるからである。「私」が「あなた」について考えたり感じたりしていることは、あくまで「私」の感じ方であり、「あなた」の本当の状態ではないということを認識することができる。自分の思考・感情・行動に責任をとることになる。

OJT
On the Job Training

7 看護実践を果たすためのスキルを教示する

　スキルとは熟練や優れた腕前のことである。ナースは職能人である。職能とは職業上や職務上の能力であり、能力は、物事をなし得る力である。能力は、働きであり、職業や職務の果たす役割でもある。

　フォロワーのスキルを向上させることは、OJT リーダーの主要な責務である。最新の知識を習得し、最新の技術を体得することは患者の生命を守るためのナースの責務である。

　クリティカルラダーの区分で、ナースの最上位者を「達人」と呼称する看護部があるが、スキルフル（熟練）よりもエキスパート（熟練した人）、さらにはマスター（達人）として遇されるという意味づけである。達人の称号は容易く手に入るものではないが、日々の研鑽によって誰にでも到達可能な対象である。

　OJT リーダーの役割ごとに OJT の対象を以下に例示する。

1 新人ナースに対する OJT の内容

　新人ナースに対し OJT を実施する場合の OJT リーダーの役割を例示すると次のとおりである。通常、新人ナースに対する OJT をプリセプターシップといい、OJT リーダーをプリセプターといい、新人

をプリセプティという。

OJT の内容	OJT 目標
病院の役割	①病院の理念、方針、組織について説明することができる ②院内の組織機能および部門間の連携体制を理解する
看護部の役割	①看護部の理念、方針、組織について説明することができる ②看護部の運営体制および教育の仕組みが分かる
安全管理	①医療安全管理体制について説明できる ②インシデント・アクシデント時の対応について説明できる
看護倫理	①患者の基本的権利および自己決定権について説明できる ②患者の尊厳、権利を擁護するための看護師の行動が分かる
感染防止の技術	①院内感染防止対策について説明できる ②針刺し事故防止対策の実施と事故後の対応が分かる
採血の技術	①静脈血採血の部位と留意事項及び合併症について説明できる ②看護手順に基づき採血ができる
ME 機器の操作	①日常的に使用する ME 機器の使用目的及び適用が説明できる ②輸液ポンプ、シリンジポンプが手順どおりに使用できる
活動・休息の援助技術	①体動や移動に留意が必要な患者が分かる ②体位変換、車椅子およびストレッチャーの移動介助ができる
記録・報告	①診療録、看護記録の目的が分かり、基本的な記載方法が説明できる ②個人情報、診療情報の提供、情報開示について説明できる
接遇	①基本的なマナーを習得している ②接遇が実施できる
健康管理	①自己の健康管理を実践する ②自己の健康について異常を感じたときは直ちに報告できる

2 すべてのナースに対するOJT

すべてのナースに求められる看護実践の基本は、看護ケアの提供である。OJTのコンテンツ（内容）を例示すると次のとおりである。

OJTで教示する対象	OJTのコンテンツ
看護師の基本的姿勢	①自覚と責任ある行動 ②患者の理解 ③患者および家族との良好な人間関係 ④組織における役割認知 ⑤組織行動の適切な理解 ⑥生涯における継続的自己学習
看護実践における看護技術	①環境調整技術 ②食事援助技術 ③排泄援助技術 ④活動・休息援助技術 ⑤清潔・衣生活援助技術 ⑥呼吸・循環を整える技術 ⑦創傷管理技術 ⑧与薬の技術 ⑨症状・生体機能管理技術 ⑩苦痛の緩和・安楽確保の技術 ⑪感染防止の技術 ⑫安全確保の技術 ⑬救命救急処置技術 ⑭入退院の取扱い ⑮看取り期の看護
看護技術を支援する要素	①患者の医療安全対策について実践できる ②患者および家族への説明・支援ができる ③患者の看護に必要な判断と基本的な看護技術の提供ができる
看護実践における管理的事項	①安全管理 ②情報管理 ③業務管理 ④薬剤等の管理

	⑤災害・防災管理 ⑥物品管理 ⑦コスト管理 ⑧教育的側面（指導と助言）

3 クリティカルラダーからみたOJT

　OJTリーダーがフォロワーをプリセプティレベルから一人前のナースであるスキルフル（熟練）レベルに到達させる育成目標を例示すると以下のとおりとなる。

コミュニケーション能力

必要な能力	定義等	プリセプティレベル	スキルフル(熟練)レベル
意思疎通	自己主張と傾聴のバランスをとり、効果的に意思疎通すること	・情報伝達 　例：情報を正確に伝える ・意見の主張 　例：自分の意見を主張する ・傾聴する姿勢 　例：相手の意見に耳を傾ける ・双方向の円滑なコミュニケーション 　例：他者の言葉を正確に聞き取り理解する	・情報伝達 ⇒情報を確実にしかも時宜に適って伝える ・意見の主張 　例：場面に応じて自分の意見を主張する ・傾聴する姿勢 　例：相手の意見に耳を傾けさらに相手から話を聞き出す ・双方向の円滑なコミュニケーション 　例：他者の言葉に表されない、ないしは部分的にしか表されない考え方、懸念を正確に聞き取って理解できる相手の行動や思考パターンから相手が明確にしていない意図や意思を

		・意見集約 例：他者が言ったことを適切に取りまとめる	的確に推察する ・意見集約 例：他者が言ったことや言おうとすることを適切に取りまとめる
協調性	相手との調整を図り調和を保つこと	・相手の尊重 例：相手の人格を傷つけない ・組織と人間関係 例：異なる状況、組織や人間関係を築く	・相手の尊重 例：相手との社会的位置関係を認識し臨機応変にやり方を変える ・組織と人間関係 例：異なる状況、組織や人間関係を素早く築く
自己表現能力	状況に合った訴求力のあるプレゼンテーションを行うこと	・明確な説明について 例：伝えたいことを正確に説明する 自分の意志を適切な方法で相手に伝え、的確な理解と行動を促す ・図表等を用いた表現 例：具体的情報を絵や図表を用いて表現する	・明確な説明 例：自信を持った態度で説得力のあるプレゼンテーションを行う 自分の意志を適切な方法で相手に伝え的確な理解と行動を促す ・図表等を用いた表現 例：図や視覚効果などを使って伝えたいメッセージが明確で説得力を持つように工夫する

職業観醸成

必要な能力	定義等	プリセプティレベル	スキルフル（熟練）レベル
責任感	社会の一員としての役割の自覚を持つこと	・社会人・看護職として役割と責任 例：手を抜かずまじめに対応する 自分の仕事の約束を守る 法的・論理的な問題を起こさない	・社会人・看護職として役割と責任 例：組織が目指す目標や要求する行動基準を理解し、その実現に貢献する あらゆる状況下において社会や組織のルールを遵守し、自分の発言と行動を一致させる

向上心・探究心	働くことへの関心や意欲、進んで課題を見つけレベルアップを目指すこと	・目標設定と達成志向 例：自ら目標を設定し、それを達成するまで諦めずに粘り強く取り組む	・目標設定と達成志向 例：高い目標を掲げる 謙虚に自己反省をし、日々成長し目標を達成しようとする姿勢を維持する 問題の解決や探求活動に主体的・創造的に取り組む
職業意識勤労観	職業や勤労に対する広範囲な見方・考え方を持ち意欲や態度等で示すこと	・職業観・勤労観 例：働く喜びを実感させる 学生意識を払拭させる カルチャーショックを緩和させる	・職業観・勤労観 例：タスクを達成する自分自身の能力に対する信念や確信を持っている 個性や知恵を発揮し自己実現の追求、自己の社会的意義を高める プロとしての誇り、職業モラルを持っている

OJT — On the Job Training

8 フォロワーのスキル診断のための看護基礎技術診断表

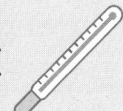

1 看護技術の評価

(1) 看護行為用語分類

　看護技術を評価するツールとして、基本となるものは「看護行為用語分類」（看護学学術用語検討委員会）である。「看護行為用語分類」は、さまざまな場で看護職者が行うことを網羅して、6領域32分野213用語に整理し、それぞれの行為について、行為の「安全性」と「人間の尊厳の尊重」が確保されるよう意図している。

　看護行為用語分類は、標準用語のそれぞれについてラベルを定め、次の5つの視点を提示している。

Ⅰ．定義（同義語を含む）
Ⅱ．対象の選択
Ⅲ．方法選択にあたって考慮する点
Ⅳ．実施に伴って行うこと
Ⅴ．期待される成果

　看護行為用語分類はさまざまな活用が可能である。例えば、基礎教育などにおける教材、研究での利用、看護記録あるいは看護の利用者

への説明などに活用が可能である。

委員会の成果を発展させ、「看護行為用語分類」の行為ラベル、定義、同義語を用いて、電子化対応コードを設定している。「看護情報の活用を通した看護の質の向上に関する研究」（研究代表者　菅田勝也）の分担研究「看護用語の標準化（分担研究代表　数間恵子）」がそれである。

(2)　OJTのための看護技術評価

看護行為用語分類などを素材として、自院看護部において「OJTのための看護技術評価シート」を作成するとよい。

例えば、目的、準備と経路、手技の確認およびOJTにおける指導ポイント、留意点をまとめ「OJTのための看護技術評価シート」を作成する。すべての看護行為あるいは手技について「OJTのための看護技術評価シート」を作成し、看護行為の「安全性」と「人間の尊厳の尊重」を確保するためのOJTを実践したいものである。

(3)　OJTのための看護技術評価シート（例示）

麻薬は最も重要な管理対象の1つである。そこで、管理に細心の注意が必要となる麻薬管理についてまとめた。また、看護行為の基礎中の基礎となるとバイタルサインについてもまとめた。そして、以下のとおり「OJTのための看護技術評価シート」を例示する。診療の補助行為は医師の指示によって行うものであるから単独行動をさせてはならない。

【麻薬管理】

目的	準備・経路	手技の確認	OJTにおける指導のポイント、留意点
[麻薬注射] ①検査時のセデーション、疼痛コントロール ②手術の疼痛コントロール ③癌性疼痛に対しての疼痛コントロールおよび呼吸苦への緩和	①静脈内 ②皮下 ③硬膜外 ④クモ膜下	①看護師2人で保管庫を開ける。 ②互いに麻薬の薬剤名・使用日時・量（何ミリグラムの何cc）・患者名を確認する。 ③麻薬管理簿に日時を記載する。 ④点滴を作成する。 ⑤患者の病室に看護師2人で行く。 ⑥3点確認を行う。 ・ベッドネーム ・呼名 ・ネームバンド ⑦薬剤名・使用日時・量（何cc）・患者名を相互確認する。 ⑧投与を行う	①シリンジポンプへの接続部が確実に結線されているか。 ②点滴挿入部が腫脹していないか ③点滴挿入部が疼痛はないか。 ④点滴漏れはないか。 ⑤呼吸抑制の有無、意識の状態観察を行う。 ・傾眠程度〜CONSダウンまで ・特に点滴、初回投与時 ・必要時モニターを付ける ⑥便秘の程度を確認する。 ・何日便がでていないか ・腹鳴腹満腹壁を観察する ・定期的に下剤でコントロール ⑦嘔気、嘔吐を確認する。 ・麻薬開始の数日みられることがあるので制吐剤を検討する ⑧痛みのコントロールを行う。 ・一日にどれくらいレスキューを使用しているのか ・フェイススケールをチェックする ⑨麻薬注射投与前にアンプルが破損してしまった場合。 ・破損アンプルおよびこぼれた麻薬の液をディスポまたはガーゼに吸わせて回収する ・そのまま捨てないで返却をする ・すべての麻薬を回収する

[麻薬内服] 癌性疼痛に対する疼痛コントロール		①看護師2人で保管庫を開ける。 ②麻薬の薬剤名・使用日時・量（何ミリグラムの何錠）・患者名を確認する。 ③麻薬管理簿に日時を記載する。 ④看護師2人で患者の病室に行く。 ⑤3点確認を行う。 ・ベッドネーム ・呼名 ・ネームバンド ⑥薬剤名・使用日時・量（何ミリグラムの何錠）・患者名を相互確認する。 ⑦投与を行う ⑧内服確認をする。	①確実な内服のため、患者の内服する場面を目視する。患者への手渡しで溜めさせないようにする。 ②内服後呼吸抑制、意識レベルの低下を観察する。 ・傾眠程度 ・CONSダウンまで ③便秘の程度を観察する。 ・定期的に下剤にてコントロールする ・量が増やしたり減らしたりできるラキソベロンなどを使用する ④看護プランを立案する。 ・急性疼痛または慢性疼痛 ⑤嘔気、嘔吐を観察する。 ・麻薬開始の数日みられることがある ⑥痛みをコントロールして記録する。 ・1日にどれくらいレスキューを使用しているのか ・フェイススケールを使いチェックする
[麻薬外用薬]		①看護師2人で保管庫を開ける。 ②麻薬外用薬管理簿に日時を記載する。 ③患者の病室に行く。 ④3点確認をする。 ・ベッドネーム	①いきなりデュロテップは禁止する。 ②まず内服か座薬か注射で量をコントロールしてから行う。 ③貼付後呼吸抑制、意識レベルを観察する。 ・傾眠程度 ・CONSダウンまで ④便秘を観察する。 ・定期的に下剤にてコントロールする

		・呼名 ・ネームバンド ⑤パッチを張る。 ・または交換する ・交換日時時間をパッチに記載する ・汗などふき取ってから貼付する ・交換した場合は貼ってあったものは捨てずに保管庫へ戻す ⑥貼付部位を確認して（基本は前胸部から上腕に）貼る。 ・張った部位を記録に残す ・本人が剥がしてしまいそうな時は、手が届きづらい部位に貼る	・量が増やしたり減らしたりできるラキソベロンなどを用いる ⑤看護計画を立案する。 ・疼痛 ・嘔気、嘔吐 ⑥痛みのコントロールをして記録する。 ・1日にどれくらいレスキューを使用しているのか ・フェイススケールをチェックする

【バイタルサイン】

目的	準備・経路	手技の確認	OJTにおける指導のポイント、留意点
[体温測定] ①疾患の兆候として現れる熱を観察し患者の状態を把握する。 ②疾患の現在の	体温計、必要時タオル、ティッシュ、アルコール綿	①患者に説明をする。 ②腋窩が湿潤していないか確認する。 ③湿潤しているときには	①麻痺患者は健側で行う。 ②運動直後は避ける。 ③左右差がある場合があるのでなるべく同一部位で測定する。 ④極端な異常値であった場合（34.0や40.0など）や前回測定値から大きく変わって

状況やいままでの熱型の経過の流れを把握する。		ティッシュまたはタオルで拭きとる。 ・汗により温度が低下する ・腋窩クーリングしているときは反対側の腋窩で測定する ④腋窩の中央に体温計の先端をあてて腋窩線に対して45度の角度ではさむ。 ・幼児や肥満気味の患者に対しては水平に近い角度で体温計を挿入する ・気密性をしっかりとれるようにはさむ ⑤患者に肘をしっかりと側胸部につけるように説明する。 ・自身でできない患者や極端に痩せている患者に対しては腋が閉じられるように看護師が押さえる	いる場合、再測定を行う。 ⑤クーリングを行っている側の腋窩では測定しない。 ⑥何によるものの熱かアセスメントを行う。 ⑦解熱剤を使用してよいのか、医師をコールするのかを判断する。 ・腫瘍熱　膿瘍による熱　肺炎　ウィルス　術後の吸収熱など ・解熱剤を使用してしまうと熱型が分からなくなることや、その後の対応が遅れてしまうことがある ⑧医師へコールする判断の基準を明確にしておく。 ・医師が何による熱なのかを把握しているか記録を探してみる（膿瘍によるもの・腫瘍熱・吸収熱など） ・看護師自身で発熱する要因を探す（CRP・膿瘍の有無・疾患によるもの・肺炎の有無・手術後のドレーンの性状、ドレーンの閉塞など） ・発熱時は前回測定値や今までの経過を見て熱型を観察する ・今まで発熱がなく初回の発熱時（38.5℃または38.0℃以上の場合）は医師が発熱の有無を知っていないため、医師に確認する ⑨他のバイタルや脱水兆候・呼吸・悪寒・Spo_2なども観察し判断する

【バイタルサイン】

目的	準備・経路	手技の確認	OJTにおける指導のポイント、留意点
[脈拍測定] ①疾患の兆候として現れる脈拍を観察し、患者の状態を把握する。 ②疾患の現在の状況や今までの経過を把握する。	秒針つき時計	①患者に説明を行う。 ②示指、中指、薬指の3本の指で通常橈骨動脈に沿って軽くあてる。 ③15秒または30秒または1分測定を行い、1分値を記録に残す ・15秒の場合は4倍 ・30秒の場合は2倍にする ・不整脈があるときや100回/分のときは1分間測定を行う ④終了時は声掛けをする	①安静時に測定をする（運動直後や入浴直後は避ける）。 ②脈拍とともに脈圧・左右差・リズムも観察する。 ③緊張させないよう安楽な体位で測定する。 ④異常時に対応する。 ・もともと不整脈があるのか ・胸部症状（動悸、胸痛など） ・全身症状やめまい ・他のバイタルも観察する ⑤必要時医師へ報告する ・前回値や前の1週間値を参考に、異常なのかそうでないのかを判断する

【バイタルサイン】

目的	準備・経路	手技の確認	OJTにおける指導のポイント、留意点
[血圧測定] ①動脈内から押し出された血液が血管を通る際の圧力で	血圧計 聴診器	①患者に説明を行う。 ②仰臥位　座位にて行い腕を心臓の高さに	①血圧計使用前に水銀が上部まできていないか、測定できるかをチェックする。 ・マンシェットのサイズを患者の合うサイズで行う

②心筋収縮力・拍出力・血管壁の弾力性を知ることにより患者の状態把握をする。 ・血圧とは心拍出量（1回拍出量×1分間の心拍数）である ・血圧を変動させる要因は末梢血管抵抗である	する。 ③衣服、肩袖をはずす。 ④マンシェットの空気を抜きマンシェットのゴム囊の中央を上腕動脈の真上にくるようにして指2本程度が入るくらいに巻く。 ⑤上腕動脈の脈が触れるところに聴診器をあて加圧する。 ・加圧は患者の血圧＋30mmhg程度高めにして行う ⑥加圧を止めてゆっくりと圧を下げていく。 ・下げ始めコロトコフ音が聞こえ始めたところが最高血圧・コロトコフ音が聞こえなくなったところが最低血圧となる。 ⑦測定後、血圧計内の水銀が隠れるように血圧計を傾けて、ロックをする。	・入院時は左右で測定し以後は血圧の高かった片方に決めて測定する ②下肢の測定では大腿用マンシェットを使用する。 ・上肢に比べて10％程度高く出る ・血圧は、立位＜座位＜臥位の順に高くなる ・マンシェット 　緩い→高く 　きつい→低く 　幅が小さい→高く 　大きい→低くなる ③血圧低下時・高血圧時は特に留意する。 ・自覚症状を確認（めまい・頭痛など） ・前回測定値または前1週間の測定値を把握しておきその値よりどう変化しているか確認 ・高血圧は術後の痛みなどによるものの可能性もあるため他の症状やバイタルを確認 ・左右差を確認（測定部位より上部に血管の狭窄があると左右差が出る） ・測定前の動作を確認する（運動などで血圧の変動の可能性がある）

| | | ⑧患者に声掛けをして終了する。 | |

2 看護基礎技術診断表の活用

　看護基礎技術について看護基礎技術診断表を作成し、OJTリーダーが活用できるようにする。添付した看護基礎技術診断表の使い方は以下のとおりである。

(1) 評価するタイミング
① OJTを実施する段階
　OJTリーダーがフォロワーに対して面談し、対話によって行う。
②看護実践の段階
　OJTリーダーがフォロワーと帯同して、臨床でフォロワーに実践させて行う。
③フォロワーに自己診断させる段階
　OJTを実施後、3カ月、6カ月、1年ごとにフォロワーに自己評価をさせる。
④ OJTを終了する段階
　OJTリーダーがフォロワーに対して面談し、対話によって行う。

(2) どのように評価（診断）するのか
　看護基礎技術診断表の項目ごとに評価を行う。

(3) 評価の欄の記入
① OJT を実施する段階
　OJT リーダーがフォロワーに対して面談して、対話によって行う場合、出来る、出来ない、上手くできないことがある、に応じて○・×・△を付す。
②看護実践の段階
　OJT リーダーがフォロワーと帯同して、臨床でフォロワーに実践させて行う場合は、E、A、B、Cの4段階で評価し、記入する。Eはエクセレントであり卓越している。Aは一人前にできる。Bは指導や手助けを受けてできる。Cは未経験、1人ではできない。
③フォワーに自己診断させる段階
　OJT を実施後、3カ月、6カ月、1年ごとにフォロワーに自己評価をさせる場合、YNZで評価して記入する。Yはイエスであり出来た。Nは実施したができなかった。Zは未実施である。
④ OJT を終了する段階
　OJT リーダーがフォロワーに対して面談して、対話によって行う場合、出来る、出来ない、上手くできないことがある、に応じて○・×・△を付す。

(4) 評価結果について
　出来ないことを出来るようにするために育成目標が必要となる。育成目標とは、出来るまでに何をなすべきかを具体化することである。

(5) その後のフィードバックや教育にどのように活用するのか
　出来ないことは出来るまでが、OJT リーダーの責務である。OJT リーダーは、「出来るまで」を目標にフォロワーと対話をして育成プ

ランを作成する。

　未体験の看護基礎技術は、必要度に応じて育成プランに追加して、育成場面を設定して、育成対象とする。

3 OJTの計画、過程、成果を評価する

　OJTは効果度を増すために、割り当ておよび方法を評価する必要がある。

(1) **割り当て**

　看護実践のうち、特に看護技術の割り当てを評価する。

【看護技術の割り当て】

配慮すること	実践させること	評価すること
漏れが生じないようにする	まとまりのある業務を一貫させて行わせる	責任をもって担当したか
これまで体験したことに関連づけて割り当てる	フォロワーの能力よりも若干高度なものを担当させる	フォロワーはやる気をもって担当したか
内容に困難度があるものを割り当てる	異質な業務の体験が育成に効果があることを伝えて行わせる	能力の開発に意欲的であったか
フォロワーの能力と意欲に配慮して割り当てる	フォロワーの得意な業務、望んでいる業務を実践させる	自信を深めることができたか

(2) **方法**

　OJTリーダーがフォロワーのために行うこと全てが、OJTの方法である。OJTリーダーはOJTの方法について評価する必要がある、以下は、OJTリーダーの自己評価項目である。

方法	内容	効果度 A（真摯） B（かかわり度が足りない） C（独りよがり） ○をつけて、根拠を記述する。
チームの組み方	① ペアを組ませて先輩に指導をさせる ② プロジェクトチームあるいは委員会に参加させる	A　B　C 根拠
権限委譲	① 意思決定に参加させる ② 計画の原案を作成させ、共同して検討する ③ 目標を立てさせて自主的に業務を遂行させる	A　B　C 根拠
教える	① 指示、命令する ② 助言する ③ 話し合い、議論をする ④ 誤りを直す ⑤ 励ます ⑥ 会議上で指導する	A　B　C 根拠
見習わせる	① 経験や考え方を披露する ② 業務を協働する ③ 自ら研鑽して、その姿をみせる	A　B　C 根拠
経験させる	① 実際にやらせてみる ② 業務を代行させる ③ 会議に代行出席させる ④ 他部門と折衝させる ⑤ 上級の管理者に報告を代行させる	A　B　C 根拠
臨床外で行う	① 実習を行う ② 面談を行う ③ 論文指導をする ④ 討議をする	A　B　C 根拠
院外で行う	① 見学させる ② 講演会、セミナーに参加させる ③ 通学、通信教育を援助する	A　B　C 根拠

看護基礎技術診断表

項目			内容	評価
栄養	経口摂取法	1	食事に適した環境づくりができ、食事の準備や後始末ができる	
		2	食事介助ができる（誤嚥、誤飲を予防できる）	
		3	偏食や摂取量が観察できる（観察の結果、食事形態変更の必要性を報告できる）	
清潔	口腔の手入れ	1	必要性と方法を説明し、理解を得ることができる	
		2	安全に義歯の取り扱いができ、使用しない義歯は清潔に保管できる	
	機械浴	1	常に反応を確かめ、不快感や要求を改善できる	
		2	適切な体位を保持し安全に介助できる	
		3	入浴前後の一般状態を理解し、変化に気づくことができる	
排泄	留置カテーテル	1	挿入の目的を理解して、無菌操作で行い、前後の観察ができる	
		2	プライバシーの保護に努める	
	浣腸（グリセリン・石鹸）	1	目的を理解して、処置の必要性と効果を説明し、前後の観察をすることができる	
		2	プライバシーの保護に努める	
	導尿	1	目的を理解して、処置の必要性と効果を説明し、前後の観察をすることができる	
		2	プライバシーの保護に努めて行うことができる	
移送	移送	1	目的を理解し、必要性を説明し、状態にあった行動や方法ができる	
		2	適切な声掛けをして不安・恐怖心を最小限に保ち、保温に留意して体位の保持ができる	
		3	各付属品（モニター・ルート類）や患部の固定等安全・安楽に移動・移送できる	
与薬	皮内注射	1	目的を理解して、注射票通りの指示薬剤準備と確認をして無菌操作で実施できる	
		2	薬剤量に応じた注射器、皮内注射に応じた注射針を選択し、正しい注射部位に注射針を正しい角度で刺入できる	
		3	感受性テスト、皮内反応に際して、刺入部位にマーキングする必要性を理解し、判定できる	
	坐薬	1	指示通りの薬剤の確認及び必要物品が準備でき、必要性を患者に説明し、協力を得ることができる	
		2	プライバシーの保護に努め、適切な声掛けをしながら実施できる	
		3	効果や副作用に基づいた観察ができる	
	皮下注射・筋肉内注射	1	目的を理解して、注射票通りの指示薬剤準備と確認をして、無菌操作で実施できる	
		2	薬剤量に応じた注射器、皮下注射あるいは筋肉内注射に応じた注射針を選択できる	

	内注射	3	注射部位の選択、注射針の刺入角度が的確である	
		4	刺針後の血液逆流の有無を確認し、注射後のマッサージを薬剤により実施することができ、効果と副作用に基づいた観察、特異体質による反応に留意した観察が行える	
	点眼	1	指示された薬剤を準備し手指を清潔に保つ	
		2	必要性を説明し、ふき綿で目頭から目尻に拭き、下眼瞼の下にふき綿を当て、開瞼できる	
		3	眼球結膜に容器の先が当たらないよう離して、確実に1滴を結膜嚢内に滴下する事ができふき綿で余分な点眼液を拭き取ることができる	
	経口与薬	1	目的を理解して、服用時間を確認し、薬札と患者が間違いないことを確認し服薬指導できる	
		2	散剤・錠剤・水剤の処方に合わせて確認し、準備できる	
		3	服用を確認できる	
		4	効果と副作用に基づいた観察、特異体質による反応に留意した観察ができる	
検査	中心静脈圧の測定	1	中心静脈圧（CVP）の目的、適応、正常値が分かる	
		2	必要な測定物品を準備し、水準器を正しく使用できる	
		3	0点合わせなどメジャーマノメーターが正しくセットでき、正確に手順よく測定できる	
	尿比重の測定	1	尿比重を測定する目的、正常値が分かる	
		2	屈折計の正しい使用法を理解し、正しく測定できる	
	血沈測定（採血を含む）	1	必要な物品を準備し、不安感を与えずに手順よく採血できる	
		2	採血した血液を、正しい量だけスピッツに移し、溶血しないよう混和することができる	
		3	目的を理解し、測定時間が分かる	
		4	空気を入れないように血沈棒に血液を注入し、0点を合わせ正しく測定できる	
医療処置の看護	酸素療法	1	目的を理解し、吸入に必要な物品を準備し、指示された吸入方法が実施できる	
		2	酸素流量計の指示流量の調節、連結部の漏れの点検、加湿蒸留水の追加ができる	
		3	マスク、カニューレを固定して、状態にあった工夫をし、施行中の観察ができる	
	吸入	1	目的を理解し、ネブライザー機器の準備および指示薬液の準備が正しくできる	
		2	噴霧状態を確認して使用することができる	
		3	施行中、施行後の観察ができ、使用後は排痰を促し、吸引を施行し後片付けできる	

医療処置の看護	吸引	1	目的を理解し、必要物品が準備できる	
		2	エアウェイ、バイドブロック挿入時の口腔内吸引を清潔に保ち正しく操作できる	
		3	咳嗽反射の確認をし、気管内吸引を清潔を保ち正しく操作できる	
		4	吸引物の性状・量の観察、吸引中、吸引後の全身状態の観察ができる	
	輸血	1	目的を理解でき、製剤それぞれの保存方法が分かる	
		2	輸血の承諾書を確認し、使用前に輸血伝票との確認作業ができる	
		3	輸血製剤を準備し、輸血バック内（凝固、浮遊物、変色等の異常）を確認できる	
		4	アニメックの使用方法が分かる	
		5	輸血開始時、中、後の副作用を観察できる	
		6	輸血終了後はロット番号のシールを指定された場所に貼ることができる	
	冷罨法	1	目的を理解して実施することができる	
		2	目的および状態にあった物（水枕、氷のう、氷枕、アイスノン等）の選択ができ、正しく使用できる	
		3	凍傷など局部の皮膚の観察、効果に基づいた観察および全身状態の観察ができる	
	温罨法（湯タンポ）	1	目的を理解し、湯の温度と量を調節し、湯の漏れがないか確認することができる	
		2	対象にあった貼用部位を選択し、皮膚に触れないよう置くことができる	
		3	熱傷による局部の皮膚の観察、効果に基づいた観察及び全身状態の観察ができる	
緊急時の看護	閉胸式心臓マッサージ	1	閉胸式心臓マッサージの適応、効果を理解し実施できる	
		2	水平仰臥位にし、マッサージ板を背部に敷く理由を理解して実施できる	
		3	マッサージ部位を特定し、正しいマッサージ方法を行い（肘、手のひらの部分、体重のかけ方、力の入れ方、抜き方等）、人工呼吸との割合を理解し、観察できる	
	挿管・人工呼吸器装着時の看護	1	目的が理解でき、必要物品が備え、事前確認（気管チューブ前後の号数を含め準備、喉頭鏡ランプの点灯、カフの空気漏れ、吸引の準備など）ができる	
		2	目的を十分説明し、肩枕を正しい位置に入れることができる	
		3	挿管介助が手順よく行え、バイドブロックおよびチューブの固定、カフ固定ができる	
		4	呼吸器がすぐに使用できるように準備できる	
		5	呼吸状態、一般状態の観察ができる（片肺、食道挿管の確認できる）	

		6	チューブ固定が指示通りできているか確認できる（何cm・何cc固定か、ずれはないか）	
		7	意識出現時の対応ができる	
	心電図	1	測定する目的を理解し、施行前に説明できる	
		2	心電図と心電計の操作方法を理解し、不必要な露出をさけて実施できる	
		3	施行後の心電計の後片づけができ、心電図台紙に記録用紙を貼付できる	
	人工呼吸器	1	使用目的と対象が分かる。	
		2	呼吸器本体の名称を理解し、呼吸器の点検・管理ができる	
		3	医師の指示に基づき、呼吸器の正しい設定ができる	
		4	実際に作動させて、テストラングを使い、設定通り作動するかを確認できる	
		5	回路リークの有無、機械に異常音の有無を確認でき、アラーム発生時、原因が分かり対応ができる	
		6	呼吸設定の種類とその意味が分かる（IMU・SIMV・CPAP・PEEP・プレッシャーサポート等）	
		7	動脈血液ガスのデータの正常値が分かる。	
	輸液・シリンジポンプ	1	それぞれの使用目的、注意事項が分かり、各々の必要物品が準備できる	
		2	機械の点検ができ（バッテリーでの作動が可能かどうかコード等の物品損傷がないか等）、操作方法が分かり、実際に作動できる	
		3	輸液ポンプ用セットが正確にセットでき、輸液量のセッティングができる	
		4	シリンジポンプにシリンジをセットし、正しい輸液量がセットできる	
		5	交換時に正しく交換でき、アラーム時の対応ができる	
		6	使用後の後片づけ、整備ができ、所定の場所に戻し充電セットができる	
	カウンターショック	1	実施目的、適応と禁忌が分かり、DC機の点検・整備ができる	
		2	必要なオリエンテーションができる（目的・月日・時間・施行Dr・禁食・安静度等）	
		3	実施時、処置介助が手順よくできる	
		4	DC前・中・後の観察とEKGモニター観察ができる	
		5	安全を第一に、事故防止ができる	
		6	終了後の精神的・身体的ケアなど対応ができる	
		7	医師の指示に基づき、点滴を管理し、安静度、食事開始等について説明ができる	

死後の処置~霊安室移送まで	1	死亡確認時の家族への配慮ができ、死後の処置前の家族への配慮ができる	
	2	死後の処置に必要な物品準備と死後の援助の手順が分かり、亡くなられた方へ尊敬を保ち援助できる	
	3	霊安室へ移送時に他患への配慮を行い、霊安室の使用方法を理解し霊安室での家族への配慮ができる	
	4	死亡診断書の取り扱い方や事務への連絡が適切にできる	

4 評価とフィードバック

　過程と成果を把握し、目標達成に向けて評価することがOJTリーダーの役割である。評価の結果によりOJTの活動を修正し、その後の活動を効果的なものにすることができる。

　看護技術は業務遂行能力にとって必須のものであるし、その評価はフォロワーの態度や行動さらには業績の達成に直結することになるので、評価は容易である。

　OJTリーダーは、過程や成果を見極めて、フォロワーにフィードバックを行い、OJTの質を維持するようにしなければならない。

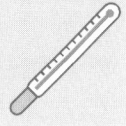

9　OJT面談

　OJT面談とは、OJTを効果的に推進するために行う面談である。①面談の環境を整える、②OJTに必要な素材を把握する、③面談に必要となる情報を入手する、④面談を実施する、⑤OJTの課題と対策を明確化する、が主な内容である。
　この手順を例示すると以下のとおりである。

(1)　面談の環境を整える
①面談時間を設定する
・30〜60分を目安にする。
・業務に支障がない時間帯とする。
・勤務制の交代前後は避ける。
②面談の場所を用意する
・集中できる空間を設定する。
・カンファレンス室などを使用する。
③座席配置に配慮する
・隣同士に座るなど緊張空間にしない。

(2) OJTに必要な素材を把握する

　例えば、クリニカルラダーのレベルに応じて素材を準備する。レベル1からレベル4までのクリニカルラダーであるとしたら概ね次のとおりである。

①レベル1．2
・看護記録、看護計画、サマリー、業務点検表などを準備する
②レベル2
・病棟における担当業務に対する実施状況
③レベル3
・看護観や死生観などに対する考え方
・チームリーダーとしての関わり方
・委員会活動
・事例体験や事例研究レポート
④レベル4
・事例体験レポート
⑤全てのレベルの共通するもの
・職場における教育計画
・研修参加状況および受講報告書
・カンファレンスの参加状況および発言内容

(3) 面談に必要となる情報を入手する

①目的の理解
・OJTの目的
②目標の設定
・具体的な目標の設定
③到達値の把握

・評価の良いナースと評価の低いナース

(4) 面談を実施する
①意見交換
②看護部の基準や手順を基にする
③ラダーの到達目標をガイドにする
③できていることできていないことを明確化する
④評価の相違を十分に話し合う
⑤評価の合意を得る
⑥助言・指導を行う

(5) 課題と対策を明確化するように支援する
①基準に達していない部分を提示する
②再挑戦を促す
③目標と対策を話し合う
④計画書に落とし込むために指導する
⑤実施を支援する

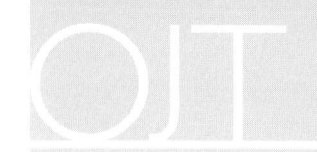

10 OJTリーダーが理解しておきたい育成用語

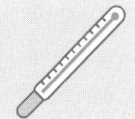

OJT — On the Job Training

　OJTリーダーは看護実践のプロであると共にフォロワーを育成するエキスパートでなければならない。そこで、育成用語についても基本的なことは理解しておきたい。

集合教育	オフ・ザ・ジョブ・トレーニング・の頭文字を用いてOFF-JTという場合が多い。 教育部門が、看護業務を円滑に遂行するために職場外に集めて行う教育活動である。
機会教育	オン・ザ・ジョブ・トレーニングの頭文字を用いてOJTという場合が多い。 看護単位で看護師長などがスタッフに対し必要性に応じて業務を通じて、あるいは業務に関連させながら実践する意図的、計画的、継続的に行う教育活動である。
看護実践能力の育成	患者の状態に応じて看護を提供するために、知識および技術を統合して看護を実践する能力を育成することをいう。
看護のゼネラリスト育成	看護単位を特定しないで知識や技術を広範囲に発揮できる看護師を育成することをいう。
看護のスペシャリスト育成	特定の看護分野において、特別な知識や技術を備えていると評価される看護師を育成することをいう。

看護師のキャリア・パス	看護師のキャリア開発について、教育研修、職位および職能領域を組み合わせてモデル化したものをいう。
能力開発	看護師に求められる看護実践能力を生涯にわたって学習し、獲得しつつ向上させていくことをいう。
看護部門における能力開発のための教育支援体制	看護師の能力開発を支援する看護部長など看護管理者による組織的な体制と役割である。以下は例示である。 ①看護部長 　看護職員全体の能力開発が組織的かつ効果的に実施できるようにする。 ②看護師長 　看護部長の指示のもと、OFF-JTの利点を配慮して、教育担当師長とともに教育研修の企画、運営および評価をする。 ③教育担当師長 　看護部長の指揮のもと、看護単位の教育担当者と連携して看護職員の能力開発プログラムに基づき看護師の能力開発を支援する。
能力開発プログラム	系統的な教育を実践するために教育研修の企画と運営を実施するための手順である。

あとがき

体験学習なくして成長なし

　ナースは、ナースの免許を手にしたときに3つの約束をしている。1つめは知識を学び続けること、2つめは看護行為を磨きつづけること、3つめはさらなる成長のために看護実践を振り返り、自省することである。OJTリーダーにとってもこの3つの約束は、OJTを通じて体験学習を実践するための教えと学びの芯でなければならない。

　ナースのOJTは体験学習なくして成り立たない。体験学習には経験、指摘、分析および仮説化の4つの段階があり、それぞれ評価が必要である（**図表32**）。

図表32

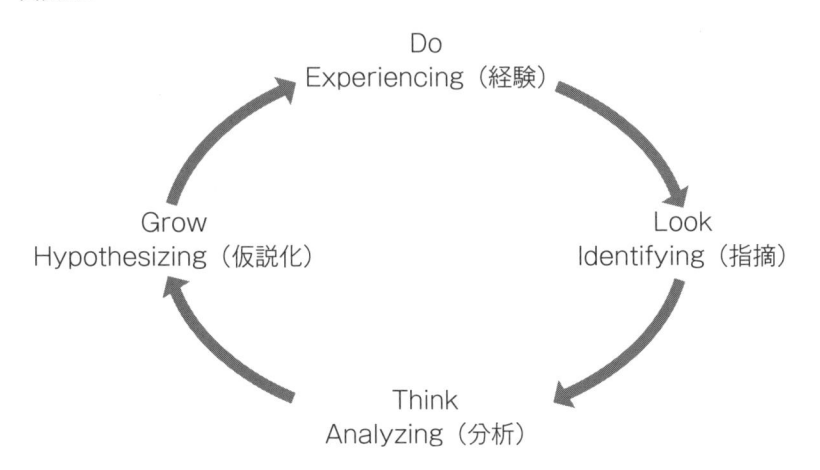

```
        Do
    Experiencing（経験）
   ↗                  ↘
Grow                    Look
Hypothesizing（仮説化）   Identifying（指摘）
   ↖                  ↙
        Think
    Analyzing（分析）
```

Experiencing（経験）……具体的経験（Do）でなければならない。チーム内で起ったことについてOJTの学習素材とすることができるのかを評価する。

Identifying（指摘）……思慮深く観察（Look）して、経験したことを思い起こす。経緯と結果それぞれを評価する。

Analyzing（分析）……観察した結果について思考（Think）して、抽出した事象に関するデータを分析する。OJT実践の良否を見きわめて評価する。

Hypothesizing（仮説化）……抽象的概念化であり、何が起ったのか、今後どのようなことが起り得るのかの仮説を立てる。仮説がOJT実践に適用（Grow）できるのかを評価する。

体験学習の4つの段階のうち、②③④の3つの段階を「ふりかえり」という。

本書は、OJTリーダーとフォロワー2者のための本であるから、2つのことに焦点を当てた。1つは、OJT実践を「ふりかえり」、OJTリーダーとしての経験知をフォロワーの看護実践に生かすきっかけづくりに役立てていただければ幸甚である。もう1つは、OJTリーダー自身のさらなる成長のために新たな気づきを形成していただきたい。この2つは、2人の著者のナースに対する熱い想いでもある。

著者

著者略歴

葛田　一雄（くずた　かずお）
旧労働省入省、民間会社を経て独立。
明治大学講師、横浜市大講師、青森公立大学講師、学校法人三橋学園理事。国立公衆衛生院管理保健師講座講師、愛媛県継続看護教育委員会委員、宮城県・茨城県等看護協会において看護管理者教育セカンドレベル、ファーストレベル講師。
医師と共同して株式会社ケイツーマネジメントを設立、以後、看護および介護（K2）教育に携わる。
主な著書に、看護部長の仕事、ナースのOJT、院長の仕事（以上　ぱる出版）、ビジネスマナー常識集（日本経団連出版）などがある。

諏訪免　典子（すわめん　のりこ）
看護師、介護支援専門員、第三者評価調査者指導者、産業カウンセラー。
日本医科大学付属病院、地域中核病院の勤務を経て、訪問看護ステーション所長等、看護管理者として従事。NPOシルバー総合研究所、老人福祉施設協議会などにおいて調査研究事業や研修会講師等を行う。
現在は、病院看護部門の看護実践指導、介護実践教育および第三者評価員として従事する他、「働く人のメンタル、健康そして介護」に関わる産業看護分野で活動している。
著書として、「困った看護師を一人前にするコミュニケーション術」（共著、ぱる出版刊）、「看取りケアの基本スキルがよくわかる本」（ぱる出版刊）、「メンタルヘルスハンドブック」（共著、産業総合研究所刊）などがある。

ナースのための OJT その理論と実践

2014年3月10日　第1版第1刷発行

著　者	葛田　一雄 諏訪免　典子
発行者	平　　盛之

㈱産労総合研究所
発行所　出版部　経営書院

〒102-0093　東京都千代田区平河町2-4-7
清瀬会館
電話　03-3237-1601
振替　00180-0-11361

無断転載はご遠慮ください。
乱丁・落丁本はお取り替えします。　ISBN 978-4-86326-167-9　C3047

印刷・製本　藤原印刷株式会社

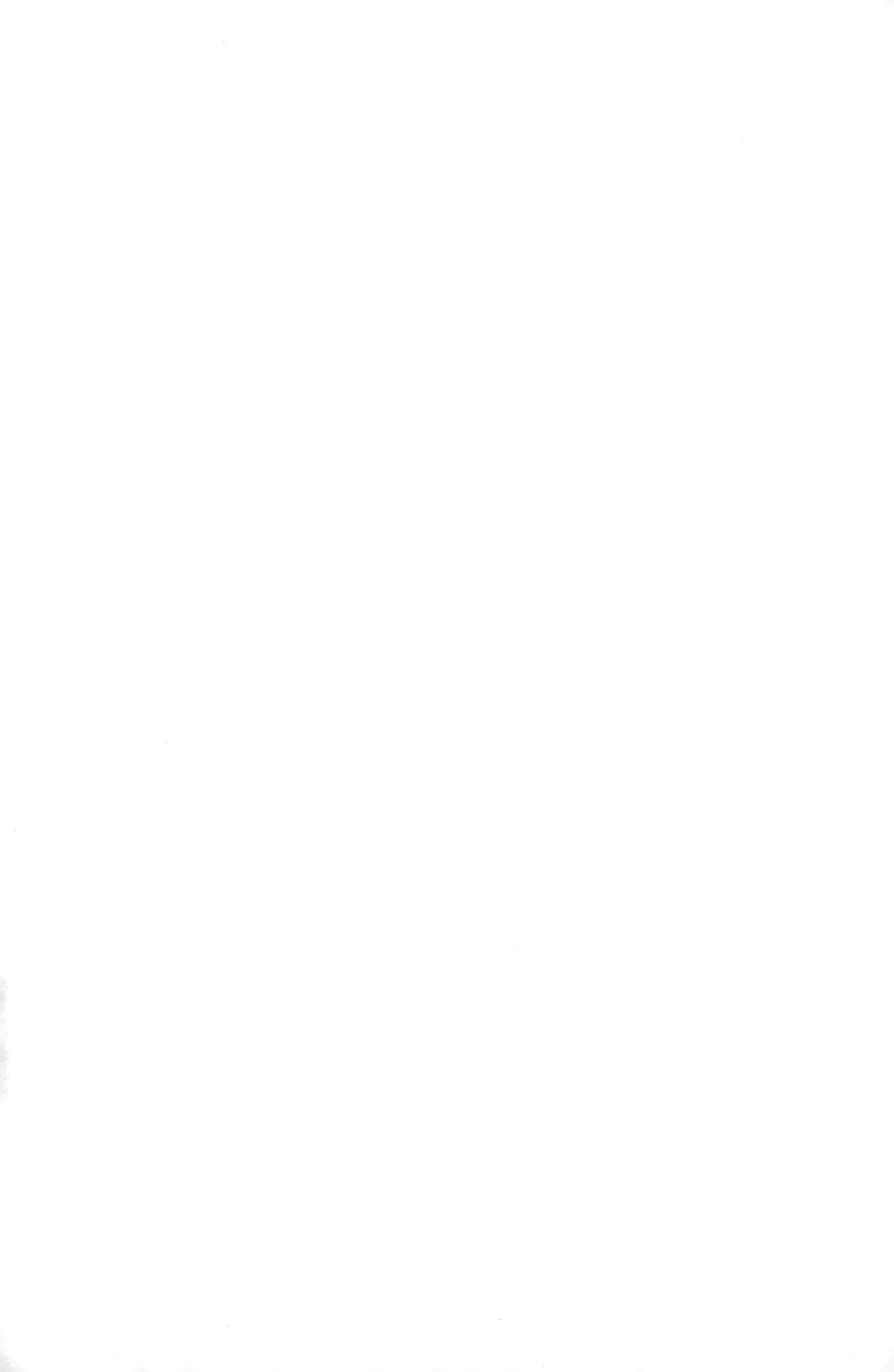